粉尘危害与尘肺病
防治读本

主　编　缪荣明

副主编　梁　实　韩　磊　刘　璐　房中华　高　峰

编　委（以姓氏笔画为序）

吉　洁　朱德香　华秋秋　刘　璐　严于兰　苏　芳　李　明
吴艳艳　何满红　张颖轶　陈志军　邵志燕　范春江　周　琅
周　菊　周宇燕　房中华　赵　锐　姚明莺　姚雍铭　夏　倩
钱桂亮　高　峰　高茜茜　郭　平　曹锦兰　章一华　梁　实
韩　磊　蒲红燕　缪荣明

人民卫生出版社

图书在版编目（CIP）数据

粉尘危害与尘肺病防治读本 / 缪荣明主编. -- 北京：
人民卫生出版社，2018

ISBN 978-7-117-27040-3

Ⅰ.①粉… Ⅱ.①缪… Ⅲ.①尘肺－防治－基本知识

Ⅳ.①R598.2

中国版本图书馆 CIP 数据核字（2018）第 164051 号

人卫智网	www.ipmph.com	医学教育、学术、考试、健康，购书智慧智能综合服务平台
人卫官网	www.pmph.com	人卫官方资讯发布平台

粉尘危害与尘肺病防治读本

主　　编：缪荣明
出版发行：人民卫生出版社（中继线 010-59780011）
地　　址：北京市朝阳区潘家园南里 19 号
邮　　编：100021
E - mail：pmph @ pmph.com
购书热线：010-59787592　010-59787584　010-65264830
印　　刷：北京画中画印刷有限公司
经　　销：新华书店
开　　本：710×1000　1/16　印张：10
字　　数：143 千字
版　　次：2018 年 8 月第 1 版　2018 年 8 月第 1 版第 1 次印刷
标准书号：ISBN 978-7-117-27040-3
定　　价：29.00 元

打击盗版举报电话：010-59787491　E-mail：WQ @ pmph.com
（凡属印装质量问题请与本社市场营销中心联系退换）

前　言

　　2016 年 1 月 8 日，原国家卫生计生委、发展改革委、科技部等十部委联合发布《关于加强农民工尘肺病防治工作的意见》。农民工已成为我国产业工人的主体，截至 2014 年底，我国农民工人数达 2.74 亿，是推动国家现代化建设的重要力量，为经济社会发展作出了巨大贡献。尘肺病是由于在生产活动中长期吸入生产性粉尘、并在肺内沉积而引起的以肺组织弥漫性纤维化为主的全身性疾病，不可治愈且病情逐年加重。

　　为了普及粉尘危害与尘肺病防治的知识，我们先后参考了尘肺病治疗职业病学及近年的临床科研成果等资料，又结合尘肺病防治实践，坚持预防为主的方针，以帮助农民工加强粉尘作业环境及作业时的劳动保护，以控制尘肺病，减少并发症，提高患者生存质量为目标，以职业病医学理论为基础，将科学性和可行性有机结合，编写了本书。

本书以通俗易懂的问答方式，从普及粉尘危害与尘肺病防治知识出发，较详细地介绍了尘肺病的基础知识、粉尘危害、预防与控制、治疗与康复等患者关心的问题，提高劳动者对粉尘作业危害的认识，帮助尘肺病病人提高自我管理、监测的实用技能。以紧跟职业病防治以及康复新形势，普及新知识，适应社会需要为特色。

　　为了更好地为接触粉尘劳动者及农民工尘肺病患者提供专业指导与服务，我们以农民工尘肺病为问题导向，将专业知识运用通俗易懂语言编写。全书分为 10 章，包括一级预防（粉尘的危害与控制）、二级预防（职业健康监护）、三级预防（诊断、治疗）和权益法规，立足于科学宣传，精准预防。

　　本书可供接触粉尘的劳动者、从事医疗卫生和职业安全健康专业人员，相关行业管理人员以及尘肺病患者阅读。衷心希望本书能够为接触粉尘的劳动者及农民工尘肺病患者提供一份切实有用的帮助。由于编写者专业技术水平和科普宣传能力局限，书中难免存在缺点以及不当之处，敬请批评指正！

缪荣明

2018 年 3 月于无锡

目 录

第一章

概述

第一节　职业病防治方针

1.　什么是职业病

职业病是指企业、事业单位和个体经济组织等用人单位的劳动者在职业活动中，因接触粉尘、放射性物质和其他有毒、有害因素而引起的疾病。

2.　职业病防治的方针是什么

"预防为主，防治结合"的方针，是根据职业病可以预防，但是很难治愈这个特点提出来的。所以，职业病防治工作必须从致病源头抓起，实行前期预防。

预防为主是指职业病防治工作中，要把预防职业病的发生作为根本目的和首要措施，控制职业危害的源头，"预防为主"，是做好职业病防治工作的基础和前提，就是要做到"防微杜渐"，"防患于未然"，把职业病防治工作，由传统的发生问题后进行处理的工作模式转变为预防管理的模式，把工作重点放在预防上，不要等产生了职业病再去被动地处理后事，而要把职业危害消灭在萌芽状态。这就要求政府相关部门、用人单位和劳动者共同努力，严格执行《职业病防治法》所规定的有关预防职业病的措施，防止职业病的发生。

防治结合是指突出预防为主的同时，要坚持防治结合。防是为了不产生或最大范围控制职业危害，治是产生或疑似发生职业危害后，尽最大可能降低职业危害产生的各种伤害和损失。

职业病防治工作的基本管理原则是"分类管理、综合治理"。由于导致职业危害的因素很多，职业病的危害程度也不完全相同，所以，在职业病防治管理工作中需要按照不同危害类别和职业病进行分类管理。"综合治理"就是要将职业病防治作为一项系统工程来抓，包括：卫生行政部门作为国家主管部门进行统一的监督管理，并按照《职业病防治法》的要求，尽快制定职业病防治规划，纳入国民经济计划，摸清职业危害底数，明确中长期目标，制定有效的预防和控制措施；人力资源和社会保障部门、国家应急管理部、国家卫生健康委员会等部门在各自的职责范围内分工监督管理；工会组织从保护劳动者合法权益方面进行监督检查等。各部门要加强沟通、协调配合，形成统一的强有力的监督链，做到全方位的综合治理，才有可能实现最佳治理结果。

3. 职业病防治的原则是什么

《职业病防治法》第 3 条规定，职业病防治工作坚持预防为主、防治结合的方针，实行分类管理、综合治理的原则。

4. 职业卫生的"三级预防"原则是什么

一级预防，亦称病因预防：即从根本上消除和控制职业危害因素，防止职业病的发生，使劳动者尽可能不接触职业性有害因素，或控制作业场所有害因素水平在卫生标准允许限度内。①技术措施：以无毒物质代替有毒物质；使用远距离操作或自动化、半自动化操作，防止有害物质跑、冒、滴、漏；加强通风、除尘、排毒措施。②组织措施：合理组织、安排劳动过程，建立、健全劳动制度，贯彻执行国家制定的卫生法规。③卫生保健措施：做好就业前体格检查；做好卫生宣传、健康教育；注意平衡膳食和保健食品供给；加强锻炼，提高机体抵抗力。

二级预防，又称临床前期预防：即通过早期发现，对作业工人实施健康监护，早期发现职业损害，及时处理、有效治疗，防止病情进一步发展。①对职业接触人群，开展普查、筛检、定期健康检查、明确诊断，及时治疗。②定期对生产环境进行监测，发现问题立即采取防治对策。

三级预防，又称临床预防。使患者在明确诊断后，得到及时、合理的处理，防治疾病恶化及复发，防止劳动能力丧失。对慢性职业病患者，通过医学监护、预防并发症和伤残。通过功能性和心理康复治疗，做到病而不残，残而不废，达到延长寿命的目的。已患职业病的患者积极治疗，促进健康。

三级预防的关系是：突出一级预防，加强二级预防，做好三级预防。

5. 为什么要建立控制职业危害前期预防的制度

为避免不符合职业卫生要求的项目盲目上马，重复先危害后治理的老路，体现从源头消除职业危害，职业病防治法规定了工作场所的职业卫生要求，从事职业病目录所列有职业危害的生产活动实行申报制度，对从事放射、高毒等特殊职业危害实行特殊的专门管理制度。包括：工作场所职业卫生条件；职业危害项目申报制度；职业危害预评价报告制度；职业危害防护设施"三同时"制度；建设项目职业危害控制效果评价制度；职业卫生服务机构资质认证制度。

6. 劳动过程中职业防护与管理的制度有哪些

用人单位是控制工作场所职业危害的直接责任主体，控制效果取决于用人单位在劳动过程中的职业防护与管理的效能。职业病防治法对此规定了有职业危害的用人单位除了必须有健全的管理制度，并对特殊职业危害工作场所实行有别于一般工作场所的管理外，还要求符合诸如为劳动者提供职业病防护用品，鼓励采用有利于劳动者健康的新技术、新工艺、新材料等职业卫生管理规范。包括：职业危害告知制度；职业危害监测报告制度；职业健康监护制度；职业卫生知识培训教育制度；用人单位预防职业病的管理措施；职业危害事故应急救援及处理制度。

7. 为什么要建立职业健康监护制度

为了及时发现劳动者的职业损害情况，需要根据劳动者的职业接触史，对劳动者进行定期的健康检查，记录其健康变化的情况，评价其健康变化与职业危害之间的关系。这既是职业病诊断与鉴定的科学依据，也是评价职业危害因素和职业危害治理效果的依据。职业病防治法规定的职业健康监护制度可以使职业病被早期发现、早期预防、早期诊断，及时治疗并妥善安置病人，减少劳动者的健康损害和经济损失。法律中有关职业健康监护档案的管理规定，使职业健康监护档案成为分清不同的用人单位或劳动者在健康损害责任的证据，既有利于保障劳动者的健康权益，也有利于强化用人单位职业病防治的责任感。

8. 为什么要加强职业病的管理规范

职业病的管理主要涉及职业病的诊断、鉴定制度、报告制度及职业病病人的治疗与康复等内容。职业病防治法规定，职业病诊断应由省级以上政府卫生行政部门批准的医疗卫生机构承担，这就是实行必要的准入制度；还规定了职业病诊断的行为规范。对于职业病鉴定的组织与鉴定行为，用人单位在职业病诊断与鉴定期间的法律义务，职业病防治法也给予了规范。

行政部门监督执法行为的规范。职业病防治法明确了国家实行职业卫生监督制度，规定了执法主体是县级以上人民政府卫生行政部门，规定了监督执法主体的职权，即有权进入被检查单位和职业危害现场，了解情况，调查取证；查阅或者复制与违反职业病防治法律、法规的行为有关的资料和采集样品；责令违反职业病防治法律、法规的单位和个人停止违法行为等。同时，这部法律还对监督执法的行为、监督执法人员的资格等作了规定。

（缪荣明　夏　倩）

第二节　农民工在尘肺病防治过程中的权利与义务

9. 农民工在尘肺病防治过程中的权利

用人单位要为农民工建立个人职业健康监护档案，依法对农民工进行上岗前、在岗期间和离岗时职业健康检查，书面告知检查结果，并为离开本单位的农民工提供档案复印件。不得安排未经上岗前职业健康检查或有职业禁忌的农民工从事粉尘作业，在岗期间职业健康检查发现有职业健康禁忌的，应当调离有健康损害的工作岗位。对疑似尘肺病农民工应当及时安排进行诊断，离岗前未进行职业健康检查的农民工不得与其解除或终止劳动合同。地方各级卫生行政部门要根据工作需要，统一规划、科学布局、合理设置职业健康检查机构。

10. 在职业健康体检机构体检时要求

职业健康检查机构要优化检查流程，加强质量控制，为用人单位和农民工提供方便高效的服务，并可根据需要，在登记机关管辖区域范围内开展外出职业健康检查。发现疑似尘肺病和职业禁忌的应当及时书面告知农民工和用人单位，并将疑似尘肺病报告用人单位所在地的卫生行政部门和安全监管部门。

11. 如何有效保障符合条件的尘肺病农民工工伤保险待遇

要大力推进《劳动合同法》和《工伤保险条例》的贯彻落实，规范用人单位劳动用工管理，督促其依法与农民工签订劳动合同，按时足额为农民工缴纳工伤保险费。对于不依法签订劳动合同、不按规定缴纳工伤保险费的，各级人力资源社会保障行政部门要及时查处。各级人力资源社会保障行政部门要按规定及时进行工伤认定和劳动能力鉴定，依法落实其各项工伤保险待遇。对于未参保尘肺病农民工，由用人单位依法支付其各项工伤保险待遇。用人单位不支付的，工伤保险基金按规定先行支付，并由社会保险经办机构依法向用人单位追偿。

12. 尘肺病农民工职业健康权益如何维护

　　各级工会组织要加强基层组织建设，努力把农民工组织到工会中，依法对农民工尘肺病防治工作进行监督。通过人力资源和社会保障部、应急管理部、卫生健康委员会等政府行政部门与工会联席会议、协调劳动关系三方机制、集体协商、职代会等途径，反映农民工尘肺病防治诉求，推动解决农民工尘肺病防治突出问题。加强平等协商和签订劳动安全卫生专项集体合同工作，督促用人单位保障农民工职业卫生保护权利，对用人单位尘肺病防治工作提出意见和建议。在农民工相对聚集的行业企业，深入开展群众性职业危害隐患排查活动。

13. 政府如何全面落实责任

　　各地要高度重视农民工尘肺病防治工作，将其纳入本地国民经济和社会发展计划以及职业病防治规划，纳入本地健康城市的创建工作，加强领导协调，研究落实解决农民工尘肺病防治的重大问题，加强尘肺病防治能力建设，保证尘肺病防治工作的经费。各级卫生计生、应急管理、发展改革、科技、工业和信息化、民政、财政、人力资源社会保障、国资、能源等有关部门和工会组织按照职责分工，密切配合，落实防治监管、医疗服务、经费保障等责任，确保各项防治措施落实到位。

（缪荣明　苏　芳）

第二章

粉尘的职业危害

第一节　生产性粉尘的来源与职业接触

1.　什么是生产性粉尘

　　生产性粉尘指在人类生产活动中产生的，能够较长时间飘浮于生产环境中的固体微粒。人类各种生产活动和生活活动中可产生大量的粉尘，自然界的分化腐蚀随着气体的流动也会产生粉尘。生产性粉尘是污染生产环境，危害劳动者健康的重要职业危害因素。

2.　生产性粉尘根据来源如何分类

　　根据粉尘来源可分为：无机性粉尘、有机性粉尘和混合性粉尘三类。

3.　常见的无机性粉尘有哪些

　　（1）矽尘：是指含有 10% 游离二氧化硅的粉尘，如金属矿开采、岩石开采、隧道挖掘、煤矿掘进中产生的粉尘。矽尘是生物活性最强、对人体健康危害最大的粉尘。

　　（2）硅酸盐尘：石棉、滑石、云母、高岭土、水泥粉尘均属此类，其中以石棉粉尘最重要。此类粉尘除含有二氧化硅外，还含有镁、铁、钙、铝等化学元素。

（3）含碳粉尘：煤尘、炭黑、石墨、活性炭等粉尘，其中以煤尘接触人数最多。

（4）金属粉尘：金属冶炼、电焊时产生的烟雾，如铁、硅、铅、锌、铍、铜等金属及其氧化物粉尘。

（5）人工无机粉尘：如金刚砂、玻璃及玻璃纤维、人造矿物棉（矿渣棉、岩棉、玻璃棉）等。

4. 常见的有机性粉尘有哪些

有机粉尘主要是农业生产、有机化学工业、医药等行业的生产过程中产生的粉尘。其多为动植物的蛋白及有机化学物，对健康的影响主要是引起机体过敏性疾病，如职业性哮喘、过敏性肺泡炎等。单纯的有机粉尘一般不会引起尘肺。有机粉尘包括以下 3 类。

（1）植物粉尘：如棉、麻、木炭、烟草、甘蔗、谷物、茶、纸、木材等粉尘。

（2）动物粉尘：如毛发、角质、皮革、骨粉等粉尘。

（3）人工有机粉尘：如炸药、有机染料、色素、塑料、沥青等粉尘。

5. 常见的混合性粉尘有哪些

指上面各种粉尘，同时有两种或多种混合在一起，这种粉尘在生产中十分常见。如煤矿开采时，有岩石粉尘和煤的粉尘；金属制品加工研磨时，有金属和磨料粉尘；电焊时，有铁和硅酸盐，以及锰、铬、镍等其他金属粉尘；棉纺厂原料准备工序往往有棉尘和土壤等混合粉尘，棉麻和人造纤维混纺时也能产生两者混合的粉尘。

6. 生产性粉尘根据粉尘颗粒大小分几类

（1）尘埃：是指粒子大小直径 10 微米以上者，如石质的研粉、凿破、吹喷、砂石等工作，这种粉尘在静止空气中停留时间很短，易依重力下降。

（2）雾尘：大小直径 0.1～10 微米之间，工业中蒸馏、凝结及燃烧时经化学、物理作用而成，此种粉尘在静止空气中下降慢。

（3）烟尘：粒子大小直径在 0.1 微米以下，多因燃烧不完全而成，有相当长的扩散能力，此种粉尘在静止空气中和气体分子相同，几乎完全不降落或者非常缓慢曲折地降落。

7. 生产性粉尘根据粉尘性质及形态分几类

（1）固体粉尘：由于物质被搅动后飞扬于空气中，如棉纱，金属细粉。

（2）凝固粉尘：金属受热蒸发于空气中凝结，如汞受热后蒸发凝结。

（3）煤烟粉尘：由于爆炸或燃烧不完全而产生的。

8. 生产性粉尘根据粉尘危害作用分几类

（1）形态上的分类：①有利角尖端易损伤黏膜者，如：石英、金刚砂尘、花岗大理石尘、玻璃尘、金属尘等。②纤维状、不锋利、尖端卷曲刺激气道黏膜，如兽毛、棉、麻、丝尘、木质纤维等。③无定型、不损害黏膜，但大量吸入此尘，终能诱发炎症，如炭尘、石灰尘、石膏尘等。

（2）化学性质的分类：①有毒尘：如铅尘、砒尘、磷尘、烟草等。②刺激性；如氯、盐基类、六六六、二二三尘、锑尘等。③生物学分类：一切有毒或病毒污染的尘埃，兽毛尘、旧棉尘等。

9. 生产性粉尘按职业卫生观点分几类

（1）总粉尘：悬浮于空气中各种粒径的粉尘总和，以前称为全尘。更确切的定义是指在正常呼吸过程中通过鼻或嘴可吸入的粉尘。

（2）呼吸性粉尘和非呼吸性粉尘：被吸入呼吸系统的粉尘，其中的少部分进入到肺泡区，这部分粉尘称为呼吸性粉尘。其余大部分粉尘由于鼻、咽、气管、细支气管的拦截、阻留作用不能进入到肺泡区，这些不能进入肺泡区的粉尘称为非呼吸性粉尘。

10. 为什么要重视生产性粉尘的治理

生产性粉尘的治理之所以受到高度重视，其一是由于许多生产性粉尘具有生物毒性作用，吸入后给接触者健康造成有害的影响。其二是由于粉尘的广泛存在，受危害的人数相当庞大。其三是由于粉尘从呼吸道侵入人体，较其他侵入途径更难控制。而且生产性粉尘的弥散还是造成公共大气环境污染的重要原因之一。

11. 我国《职业病分类和目录》中所列的各种常见尘肺病有哪些

我国《职业病分类和目录》中所列的各种尘肺病包括矽肺、煤工尘肺、石墨尘肺、炭黑尘肺、石棉肺、滑石尘肺、水泥尘肺、云母尘肺、陶工尘肺、铝尘肺、电焊工尘肺、铸工尘肺及其他尘肺。

12. 常见导致尘肺病的生产性矽尘来源与职业接触有哪些

（1）煤炭采选业：岩巷凿岩、岩巷爆破、岩巷装载、出矸推车、喷浆砌碹、岩巷掘进、煤巷打眼、煤巷爆破、煤巷加固、采煤运输、井下通风。

（2）石油天然气采选业：泥浆配置、地质磨片。

（3）黑色金属矿采选业：黑色矿穿孔、炮采、机采、装载、运输、回填、支护、采矿辅助、破碎、筛选、研磨、浮选、重选、磁选、选矿辅助。

（4）有色金属矿采选业：打孔、炮采、机采、装载、运输、回填、支护、采矿辅助破碎、筛选、研磨、浮选、重选、磁选、电选、选矿辅助。

（5）建筑材料及其他非金属矿采选业：土砂石打孔、炮采、机采、装载、运输、破碎、筛选、研磨、转运、开采辅助；河砂吸采、河砂手采、河砂筛选、河砂转运、河砂运输、河砂开采辅助、化学矿打孔、炮采、机采、装载、运输、回填、支护、采矿辅助、破碎、筛选、研磨、浮选、重选、选矿辅助、非金属矿打孔、炮采、机采、装载、运输、回填、支护、采矿辅助、破碎、筛选、研磨、重选、选矿辅助。

（6）工艺美术品制造业：石质工艺品雕刻。

（7）电力、蒸汽、热水生产和供应业：水电施工。

（8）碱产品制造业：泡花碱制取。

（9）无机盐制造业：硅酸钾制取、氟化钠制取。

（10）化学肥料制造业：电炉制磷。

（11）涂料及颜料制造业：搪瓷色素备料、玻璃色素溶制、玻璃色素成品。

（12）催化剂及各种化学助剂制造业：两步共胶。

（13）橡胶制品业：胶辊辊芯处理。

（14）砖瓦、石灰和轻质建材制造业：砂石装卸、筛选、转运、堆垛、运输、辅助、装卸、筛选、转运、投料、拌和、浇注、辅助、石材切割、雕凿、研磨、整修、辅助、荒料锯切、板材研磨、板材切割。

（15）玻璃及玻璃制品业：玻璃备料、光学玻璃配料、玻璃喷砂、玻壳备料（灯具、荧屏）、玻璃纤维配料。

（16）陶瓷制品业：釉料选择、粉碎、陶瓷烘筛、灌砂。

（17）耐火材料制品业：耐材破碎、筛分、配料、混合、成型、耐火砖干燥、耐材烧成、物料输送、耐火材料磨制。

（18）矿物纤维及其制品业：玻纤备料。

（19）磨具磨料制造业：磨料备料。

（20）炼铁业：矿石装卸、转运、堆场、整粒、泥炮制作。

（21）炼钢业：炼钢铸模、炼钢砌炉。

（22）铁合金冶炼业：硅铁冶炼、铬铁冶炼、钛铁冶炼。

（23）重有色金属冶炼：铅锌配布料、铅电解液制备、矿石破碎。

（24）金属制品业：金属喷砂、模具喷砂、搪瓷喷花、焊药制备、焊条配粉。

（25）金属表面处理及热处理业：镀件喷砂、工件喷砂、除油除锈、喷砂粗糙。

（26）机械工业：铸造型砂、铸造造型、铸造落砂、铸件清砂、熔模铸造、石英砂打磨、抛光。

（27）电子及通信设备制造业：镀层喷砂、玻粉制取、电子玻璃配料。

（28）交通水利基本建设业：隧道掘进、打眼、爆破、碎石装运、喷浆砌碹、辅助、路基砌碹、路面浇注、路面摊铺、坝基砌碹、坝基浇注。

13. 常见导致尘肺病的生产性煤尘来源与职业接触有哪些

因煤尘含有一定量的游离二氧化硅，亦称煤矽尘。

（1）煤炭采选业：煤巷打眼、煤巷爆破、煤巷加固、采煤打眼、爆破采煤、水力采煤、机械采煤、采煤装载、采煤运输、采煤支护、井下通风、采煤辅助、选煤运输、筛煤、煤块破碎。

（2）电力、蒸汽、热水生产和供应业：上煤、磨煤、司炉、锅炉出灰、锅炉检修。

（3）炼焦、煤气及煤制品业：原煤输送、炼焦备煤、炼焦洗煤、炼焦选煤、炼焦配煤、炼焦干馏、熄焦、运焦、炼焦辅助、煤块破碎、煤制品制取。

（4）碱产品制造业：石灰煅烧、钾碱煅烧碳化。

（5）无机盐制造业：硫化钠制取、碳酸钡制取。

（6）水泥制造业：水泥供料、均化、煤粉制备、输送。

（7）石墨及碳素制品业：碳素粉碎、煅烧、筛分、配料、合成。

（8）炼铁业：煤粉操作。

（9）重有色金属冶炼：锌矿焙烧。

（10）电气机械及器材制造业：蓄电池封口。

14. 常见导致尘肺病的生产性石墨尘来源与职业接触有哪些

（1）建筑材料及其他非金属矿采选业：石墨矿打孔、炮采、机采、装载、运输、回填、支护、采矿辅助、破碎、筛选、研磨、重选、选矿辅助。

（2）催化剂及各种化学助剂制造业：催化剂干燥。

（3）耐火材料制品业：耐材粉碎、筛分、配料、混合、成型、烧成、磨制、物料输送、耐火砖干燥。

（4）石墨及碳素制品业：碳素制品清理、金属粉混合、石墨机加工、石墨制品制取。

（5）钢压延加工业：管坯穿孔。

（6）铁合金冶炼业：锰铁铸锭、其他铁合金铸锭。

（7）有色金属压延加工业：有色金属挤压、穿孔。

（8）金属制品业：焊粉制备。

（9）机械工业：粉末冶金压制。

（10）电气机械及器材制造业：锌锰电池制备、电池芯制备、炭棒混合。

（11）电子及通信设备制造业：支座装配、涂内层石墨、喷外层石墨、钨钼拉丝。

15. 炭黑尘来源与职业接触有哪些

（1）纸及纸制品业：涂料配制、色浆制取。

（2）文教体育用品制造业：色带备料。

（3）其他基本化学原料制造业：炭黑制备、造粒。

（4）日用化学产品制造业：火柴制浆。

（5）橡胶制品业：橡胶配料、混炼。

（6）耐火材料制品业：耐材配料、成型。

（7）石墨及碳素制品业：碳素粉碎、配料、煅烧、筛分、成型、冷却、整理、包装。

（8）稀有金属冶炼业：碳化钨制备、复式碳化钨制备、铌制取。

（9）电气机械及器材制造业：锌锰电池备料、电池芯制配、炭棒混粉、电缆电线挤压。

16. 常见导致尘肺病的生产性石棉尘来源与职业接触有哪些

（1）有色金属矿采选业：有色矿打孔、炮采、机采、装载、运输、回填、支护、采矿辅助、破碎、筛选、研磨、重选、磁选、电选、选矿辅助。

（2）建筑材料及其他非金属矿采选业：非金属矿打孔、炮采、机采、装载、运输、回填、支护、采矿辅助、破碎、筛选、研磨、重选、选矿辅助。

（3）木材加工业：装饰板配料。

（4）电力、蒸汽、热水生产和供应业：电厂保温、锅炉检修。

（5）涂料及颜料制造业：二氧化钛制备、钛白粉制备、有机颜料合成。

（6）合成纤维单（聚合）体制造业：聚酯脱醇、聚合。

（7）水泥制品业和石棉水泥制品业：石棉配料、制浆均和。

（8）砖瓦、石灰和轻质建材制造业：防水材料混合。

（9）石棉制品业：石棉梳棉、拼线、编织、湿纺、处理、混炼、压制、磨片、汽车刹车片制造、铁路车辆制动件制造、电气绝缘品制造、拆卸。

（10）炼铁业：热风炉操作。

（11）稀有金属冶炼业：复式碳化钨制备。

（12）交通运输设备制造业：船舶泥工。

17. 常见导致尘肺病的生产性滑石尘来源与职业接触有哪些

（1）建筑材料及其他非金属矿采选业：滑石矿打孔、炮采、机采、装载、运输、回填、支护、采矿辅助、破碎、筛选、研磨、重选、选矿辅助、滑石粉加工。

（2）皮革、毛皮及其制品业：帮料划裁、绷帮。

（3）造纸及纸制品业：投料、制浆。

（4）石油加工业：氧化沥青。

（5）其他有机化学产品制造业：轧胶、氯丁胶备料。

（6）日用化学产品制造业：粉剂制备、香饼压制、粉剂灌装。

（7）医药工业：药物拌粉、片剂压制、片剂包衣、制丸。

（8）橡胶制品业：橡胶配料、混炼、硫化、压延、切片、制管、模压、切制、成型、包装、医用乳胶制品制造。

（9）砖瓦、石灰和轻质建材制造业：防水材料混合、包装、卷毡。

（10）陶瓷制造业：陶瓷成型。

（11）金属制品业：焊条涂药。

（12）电气机械及器材制造业：电缆电线挤胶。

18. 常见导致尘肺病的生产性水泥尘来源与职业接触有哪些

（1）煤炭采选业：喷浆砌碹、煤巷加固。

（2）黑色金属矿采选业：黑色矿支护。

（3）有色金属矿采选业：有色矿支护。

（4）建筑材料及其他非金属矿采选业：化学矿支护、非金属矿支护。

（5）电力、蒸汽、热水生产和供应业：水电施工。

（6）水泥制造业：生料煅烧、熟料冷却、熟料粉磨、水泥包装、水泥均化、水泥煤粉制备、水泥输送。

（7）水泥制品和石棉水泥制品业：称量配料、混合搅拌、紧实成型、制浆均和。

（8）交通运输设备制造业：船舶泥工。

（9）建筑业：水泥运输、投料、拌和、浇捣。

19. 云母尘来源与职业接触有哪些

（1）建筑材料及其他非金属矿采选业：云母矿打孔、炮采、机采、装载、运输、回填、支护、采矿辅助、破碎、筛选、研磨、重选、选矿辅助。

（2）云母制品业：云母制粉、煅烧、制浆、配胶、施胶、复合、成型、云母绝缘成品。

（3）电子及通信设备制造业：云母电容制取。

20. 常见导致尘肺病的生产性陶瓷尘来源与职业接触有哪些

（1）建筑材料及其他非金属矿采选业：土砂石打孔、炮采、机采、装载、运输、开采辅助、陶土粉碎、研磨、筛分、包装、运输。

（2）陶瓷制品业：陶瓷粉碎、筛分、配料、搅拌、泥浆脱水、炼泥、成型、干燥、上釉、烧成、装出窑、成品包装。

（3）磨具磨料制造业：磨具配料。

（4）电气机械及器材制造业：蓄电池封口、电缆电线挤胶。

21. 常见导致尘肺病的生产性铝尘来源与职业接触有哪些

包括铝、铝合金、氧化铝粉尘。

（1）有色金属矿采选业：铝矿打孔、炮采、机采、装载、运输、回填、支护、采矿辅助、破碎、筛选、研磨、重选、磁选、电选、选矿辅助。

（2）轻有色金属冶炼业：氧化铝烧结、焙烧、精制、铝铸锭、铝电解、铝合金熔铸、铝合金氧化。

（3）炸药及火工产品制造业：黑铝炸药制取、燃烧弹制取。

（4）磨具磨料制造业：磨料备料、炼制、粉碎、精筛、包装、砂布植砂。

（5）铁合金冶炼业：钛铁冶炼。

（6）金属制品业：焊药制备、焊条配粉。

（7）机械工业：粉末冶金压制。

22. 常见导致尘肺病的生产性电焊烟尘来源与职业接触有哪些

（1）体育用品制造业：铜管打孔。

（2）机械工业：手工电弧焊、气体保护焊、氩弧焊、碳弧气刨、气焊。

（3）交通运输设备制造业：机车部件组装、平台组装、船舶管系安装、船舶电气安装、船舶锚链。

（4）加工、制动梁加工、汽车总装、摩托车装配。

23. 常见导致尘肺病的生产性铸造粉尘来源与职业接触有哪些

机械工业：铸造型砂、模型、熔炼、造型、浇铸、落砂、铸件清理、压铸铸造、熔模铸造、铝合金、铜材零部件（制品）等的铸造。

（陈志军　梁　实）

第二节　生产性粉尘的理化特性

24. 生产性粉尘对人体的危害程度与哪些有关

生产性粉尘对人体的危害程度与其理化性质有关，与其生物学作用及防尘措施等也有密切关系。在卫生学上，有意义的粉尘理化性质包括粉尘的化学成分、分散度、浓度、溶解度、密度、形状、硬度、荷电性和爆炸性等。

25. 为什么说生产性粉尘对人体的危害程度与粉尘的化学成分有关

粉尘的化学成分、浓度和接触时间是直接决定粉尘对人体危害性质和严重程度的重要因素。根据粉尘化学性质不同，粉尘对人体可有致纤维化、中毒、致敏等作用。在粉尘的物理化学特性中，粉尘中的游离二氧化硅含量具有重要的卫生学意义。

二氧化硅是地壳上最常见的氧化物，是许多种岩石和矿物的重要组成部分，它有两种存在状态：一种是结合状态的二氧化硅，即硅酸盐矿物，如长石、石棉、高岭土、滑石等；另一种是游离状态的二氧化硅，主要是石英，在自然界中分布很广。粉尘中的游离二氧化硅的含量是引起并促进尘肺病及病程发展的主要因素，含量越高，其危害越大。长期吸入含有大量游离二氧化硅粉尘可以引起肺纤维化，但对机体真正起作用的粉尘是指那些可吸入到肺内的粉尘，因此可吸入肺内的粉尘中的游离二氧化硅才具有实际意义。

粉尘中的其他化学成分及其浓度也不能忽视，如煤尘中二氧化硅是引起煤工尘肺发生发展的主要因素，但除二氧化硅外，煤尘中其他化学成分也能影响煤工尘肺的进展。

26. 粉尘浓度有几种表示法，有何意义

粉尘浓度有两种表示法，一种是质量浓度，即每立方米空气中所含粉尘的毫克数；另一种是粒数浓度，即单位体积空气中所含粉尘尘粒数目。对于同一种粉尘，它的浓度越高，与其接触的时间越长，对人体危害越重。了解不同浓度的粉尘对机体的危害十分有用，可以此为依据，制定出生产性粉尘的最高容许浓度。

27. 粉尘颗粒的大小与其对人体的危害有关吗

粉尘大小不同，对人体的危害以及除尘机理都有不同。粉尘大小是影响粉尘在体内沉降的重要因素，也与粉尘在呼吸道中的阻流有着密切关系。一般来说，大的尘粒被阻留在上呼吸道，小的粉尘可通过上呼吸道而被吸入肺的深部，造成危害。

粉尘颗粒直径 0.1 ~ 5 微米之间时，它能全部或绝大部分侵入肺泡内，占进入肺部粉尘量的 80% ~ 90%，是危害性最大的粉尘颗粒。

粒子的直径在 10 微米以上的粉尘，大部分停留于气管内，只有少部分粒子进入肺泡内（由于这些微粒很快从气胶溶体向下降落的缘故）。

粒子的直径小于 0.1 微米，由于随呼吸气流的活动，侵入或残留于肺泡内的只是很少一部分。

粉尘大小与粉尘表面积有关。同一种粉尘，在总重量不变的条件下，尘粒越小，其总面积就越大，理化活性也就越高，更易参与理化反应。如小的可溶性粉尘，由于尘粒表面积增大，溶解速度也显著增快，对人体的危害就越强。

近年来，部分学者对粉尘越小，对机体危害性越大的说法提出了异议。不少学者对尘肺死者的肺中粉尘粒子大小进行观察，发现肺内小于 0.5 微米的粉尘粒子者高达 93.1%，但亦发现个别人的肺部中含有 66 微米和 300 微米的大颗粒粉尘。因此对粉尘大小的评价还有待深入研究。

28. 粉尘对人体的危害作用与其在空气中的沉降有关吗

粉尘对人体的危害作用与它在空气中浮游时间长短有着直接的关系，不能停留于空气中或停留时间很短的生产性粉尘，虽然具有很大毒性，但与人的接触机会少，对人体的危害作用相对也减少。在生产环境中，由于通风、热源、机器转动以及人员走动等原因，使空气经常流动，从而使尘粒沉降变慢，延长其在空气中的浮游时间，被人吸入的机会就越多。

粉尘的大小与粉尘在空气中呈浮游状态存在的持续时间有密切关系。0.1 ~ 5 微米的粉尘停留于空气中时间较长，与人体接触的机会多，对人体危害作用相对地就会增加。10 微米或更大一些的尘粒，在静止空气中很快地降落，不能在空气中较长久地保持浮游状态，而直径小于 10 微米的尘粒，降落速度要慢得多，能较久地在空气中保持浮游状态。例如，1 微米的石英尘粒从 1.5 米高处降落至地面，约需 6 小时，而同样形状和大小的煤尘粒子的降落速度，约比石英降落速度慢一半。

在生产厂房中小于 2 微米的尘粒，实际上往往不能降落，而长久地浮游在空气中。

直径为 50 微米的球形金粒不会浮游于空气中，但如果是软木塞或纸的尘粒，差不多完全不下降。

根据实际测定资料，生产车间空气中的尘粒，主要是在 10 微米以下，其中 2 微米以下者占 40% ~ 90%。

29. 粉尘对人体的危害作用与其形状和硬度有关吗

粉尘的形状是多种多样的，有圆形、多棱形、尖形等。各种粉尘的硬度也各不相同。粉尘的形状和硬度对粉尘的稳定性和机体的作用都有影响。一般来说，硬的、锐利的、边缘呈锯齿状的、粗糙的粉尘尘粒，作用于呼吸道、眼黏膜和皮肤时，可引起机械刺激，导致组织损伤。柔软的动植物的有机粉尘容易黏着在支气管内，使上呼吸道黏膜覆盖着一层绒毛状纤维物质，易产生慢性气管炎及支气管炎。但是，实验和临床观察都已证明，硬度很大的粉尘在肺中引起的病变不是最明显。在尘肺发生过程中，尘粒的形状和硬度所产生的刺激，对巨噬细胞的增生、聚合和吞噬作用均有影响。质量相同的粉尘，形状不同，沉降速度也不同，如越接近球形，降落时阻力越小，沉降越快。

30. 粉尘对人体的危害作用与其溶解度有关吗

粉尘的溶解度与溶媒的温度有关，通常粉尘溶解于水时，要吸收热量（溶解热），所以温度上升时溶解度增加。溶解度还可能与粉尘颗粒的大小、新鲜程度，粉尘与溶媒接触的时间，以及溶媒的 pH 等有关。

粉尘溶解度大小与对人危害程度的关系，因粉尘作用性质不同而异。主要呈化学毒作用的粉尘，随溶解度的增加其危害作用增强，例如：铅尘和砷尘，主要呈机械刺激作用的粉尘，随溶解度的增加其危害作用减弱。具有机械和化学刺激性的粉尘，不但能引起人体局部的反应，而且能作用人体的全身，发生全身中毒症状。

31. 粉尘可以爆炸吗

粉尘本身不会爆炸，但粉尘与空气或氧气混合到一定浓度，遇到火种可能爆炸。粉尘爆炸是其与氧混合并快速燃烧、发生急剧的氧化反应。爆炸时，不但会急剧地产生大量的热，而且会使周围的气体急速膨胀，遇到障碍物时，往往表现出很大的破坏作用。

当物料研磨成粉料后，总表面积增加，从而提高了粉尘的化学活性，特别是和氧气接触面积增大，提高了氧化产热的能力。如果遇上外来的火焰、火花、放电等情况，或者氧化反应产生的热量未能及时地散发，达到粉尘的自燃温度，将会发生燃烧。在封闭或半封闭空间内（包括矿井各种坑道），可燃性悬浮粉尘的燃烧会导致化学爆炸。具有爆炸性的粉尘有：金属（如镁粉、铝粉、锌粉）、煤尘、粮食（如小麦、淀粉）、饲料（如血粉、鱼粉）、农副产品（如亚麻、棉花、烟草）、林产品（如纸粉、木粉、棉屑）、合成材料（如塑料、染料）等。可能发生爆炸的灰尘最小粉尘浓度：煤尘是 30 ~ 40 克 / 立方米；淀粉、铝及硫黄 7 克 / 立方米，面粉、糖 10.3 克 / 立方米。

粉尘爆炸事故危害极大，如 1987 年 3 月，哈尔滨某纺织厂因粉尘爆炸引起火灾，造成 58 人死亡、177 人受伤；2010 年 2 月，河北省秦皇岛市某淀粉股份有限公司发生的玉米淀粉粉尘爆炸事故，造成 19 人死亡、49 人受伤；2012 年 8 月，温州市一幢民房在生产中发生铝粉尘爆炸，导致坍塌并燃烧，造成 13 人死亡、15 人受伤；2014 年 4 月，江苏省南通市某化工有限公司发生硬脂酸粉尘爆炸事故，造成 8 人死亡、9 人受伤；2014 年 8 月，江苏省昆山市某金属制品有限公司汽车轮毂抛光车间在生产过程中发生爆炸事故，导致 75 人遇难，近 200 名伤者在医院接受救治。

32. 粉尘对人体的危害作用与其吸湿性有关吗

粉尘颗粒吸附水分的性质叫吸湿性，它的吸湿能力的大小决定于尘粒的成分、大小、荷电状态、温度和气压等条件。粉尘的吸湿能力随气压增加而增加，随温度上升而降低，随尘粒变小而减少。粉尘吸湿后重量增加，粉尘沉降速度增快；而且粉尘越潮湿，燃烧时为排除水分所消耗的热量也越大，因而粉尘就越不容易爆炸。如果在防尘措施上利用粉尘的吸湿性，增加粉尘的吸湿条件，如湿式作业、湿式除尘和在空气中进行喷雾等都会有很好的防尘、防爆效果。

粉尘颗粒的表面常吸附一部分空气或其他物质，因而影响了粉尘颗粒被水湿润，这时如果要保持粉尘颗粒湿润，就必须驱散颗粒表面的空气层。粉尘颗粒小时，吸附的空气就多，从而吸水性就变小，这就是通常对 40 微米以下的岩石粉尘洒水仍不易湿润的原因所在。

33. 如何增加粉尘的吸湿性

①增加粉尘和液体的密切接触时间；②充分供给粉尘发源地液体；③添加表面张力小的物质，如皂角素、氨、酒精、食盐、碳酸钠等。

34. 为什么要在粉尘发源地加注液体

（1）由于粉尘发源地所产生的热阻碍吸着空气，所以吸湿容易。

（2）在发源地连续给水，排除空气，以防空气被粉尘粒子附着。

35. 粉尘颗粒带有电荷性吗，与哪些因素有关

空气介质中的粉尘粒子通常带有电荷。使粉尘带有电荷的原因很多，如粒子间撞击、天然辐射、物料破碎时摩擦等原因而使粉尘荷电，也可以直接吸附空气中的带电粒子而带电，还可与其他带电的固体或液体的表面直接接触而获得。粉尘可带正电、负电或不带电，只有 5%～10% 的尘粒不带电。

一般而言，非金属粉尘与酸性氧化物常常带正电，如二氧化硅、三氧化二铝等；金属粉尘和碱性氧化物则带负电荷，如铜、锌、铝粉尘和石灰石粉尘等。

粉尘电荷量的大小取决于粒子的化学成分以及与其接触的物质，温度和湿度也可影响荷电量，温度升高荷电量增多，湿度增大荷电量减少。如高温可使带电量增加，高湿则减少带电量。美国亚利桑那大学研究结果表明，呼吸性粉尘（8微米以下）一般带负电，大颗粒粉尘则带正电或呈电中性。

36. 粉尘携带的电荷与其危害有关吗

由于电荷性的关系，浮游粒子的电荷性对尘粒在空气中的稳定程度有一定的影响。粉尘的荷电性与粉尘的自然沉降有关。如尘粒带有相同的电荷时互相排斥，不易凝集，可使粉尘在空气中浮游更长时间；反之，带有相异电荷时互相吸引可使尘粒在撞击时互相凝集而加快沉降。

关于粉尘电荷的性质，可利用其特性研制电除尘设备。某些学者认为带电尘粒吸入肺组织，较易沉积于支气管、肺泡管中，增加对人体的危害，而且有可能影响巨噬细胞对这类粉尘的吞噬速度，从而增加了粉尘的

危害性。

（陈志军　梁　实）

第三节　生产性粉尘对人体的危害

37. 生产性粉尘对人体主要危害有哪几方面

生产性粉尘进入人体后，根据其性质、沉积的部位和数量的不同，可引起不同的病变。生产性粉尘对人体危害主要包括：对呼吸系统的危害、中毒作用和导致其他疾病。

38. 生产性粉尘对呼吸系统有哪些作用

呼吸器官具有排出吸入性异物的自净能力。一些慢性呼吸系统疾病如慢性支气管炎、哮喘、肺气肿等都可使呼吸道的清除机制严重受损。吸烟也可损伤呼吸道纤毛上皮细胞而致清除机制下降。个体的免疫状况对疾病的发生也有一定影响，未成年人（未满 18 岁），健康状况差，如肺结核和患有心血管疾病的人员可能更易受粉尘的危害而致病。这是由于肺结核、支气管炎以及患有心血管疾病的人员呼吸系统的功能都存在一定的损伤，抵抗能力弱，从事粉尘作业会使他们的原有疾病很快加重，对作业人员身体造成进一步损伤。未成年工人因身体还没有完全发育成熟，身体各个器官抵抗能力差，接触粉尘会对身体发育造成不利影响。

（1）上呼吸道炎症：当粉尘落于鼻、咽、气管、支气管时，尤其是尖锐的粒子如玻璃、石英、钢铁、青铜、硅石等，常能损伤呼吸道黏膜，随后细菌通过损伤的黏膜侵入呼吸道组织造成感染；即使粉尘不造成黏膜损伤也往往会引起黏膜充血肿胀、分泌亢进，引起卡他性炎症，如鼻炎、咽炎、喉炎、气管炎等，这种炎症初期多为肥厚性炎症，纤毛上皮失去正常作用，而后期则变为萎缩性炎症，这时呼吸道的纤毛上皮细胞及腺上皮细胞萎缩。上呼吸道炎症时呼吸道对粉尘粒子的排除和抑留机能就降低，从而促进尘肺的发生。

有些长纤维有机性粉尘与黏液、脱落上皮及滤出的淋巴液相混合在一起形成牢固的膜，聚在气管内表面，使呼吸道的慢性炎症难以治愈。有时粉尘与鼻腔分泌物混合而形成粉尘块——鼻石，因而引起嗅觉丧失或鼻呼吸困难、鼻黏膜萎缩。

有些粉尘还对呼吸道具有毒性作用，如重铬酸盐、砷粉尘及氟酸盐粉尘等。接触重铬酸盐的或石灰的粉尘常引起鼻中隔溃疡及穿孔；从事砷作业的工人，常能见到鼻黏膜溃疡及充血、穿孔，鼻、咽、喉发生卡他性炎症。

（2）肺炎：研究认为铍、锰、铬、钯、镉及其氧化物粉尘可引起化学性肺炎、水肿或细支气管炎。有些学者认为锰灰尘能破坏机体对肺炎球菌的抵抗力，并造成对毛细血管网的损伤。麦草、稻草尘可引起肺泡炎和肉芽肿、慢性间质性纤维化；吸入谷物尘、木尘、人造纤维、聚氯乙烯尘可引起慢性阻塞性肺病。

（3）肺癌：在肺癌的病因和流行病学特点的研究中，发现某些生产性粉尘与肺癌有密切的关系，特别是暴露于石棉、锰、镍、铬、砷、放射性铀矿粉尘等都可引起肺癌。在滑石粉尘方面，有的报道滑石工人肺癌死亡率增高，而且随工龄增加而增加，滑石尘肺中肺癌病人多于非尘肺病肺癌的工人。

（4）变态反应：某些粉尘有变态反应原的作用，吸入性抗原包括合成有机化合物，如对苯二胺、氧化铍和某些塑料粉尘。例如，接触对苯二胺可引发血管神经性鼻炎、头痛等变态反应疾病。吸入含苯酐、甲苯二异氰酸酯的粉尘可引起支气管哮喘。吸入性抗原还包括多种植物粉尘，如谷物、某些棉花、亚麻、大麻、黄麻、绢丝、稻草、茶、烟、木尘和生咖啡等，可引起哮喘、枯草热或棉尘病等变态反应。某些有机粉尘，如发霉的稻草、羽毛等可引起间质肺炎或外源性过敏性肺炎以及过敏性鼻炎、皮炎、湿疹或支气管哮喘。

（5）尘肺病：尘肺病是患者长期吸入一定量的某些粉尘（主要是含有

游离二氧化硅的粉尘），引起以肺纤维化改变的疾病。按病因可分为矽肺、硅酸盐肺、碳尘肺、混合性尘肺等。我国规定的职业病名单中，有 13 种尘肺：矽肺、煤工尘肺、石墨尘肺、炭黑尘肺、石棉肺、滑石尘肺、水泥尘肺、云母尘肺、铝尘肺、电焊工尘肺、铸工尘肺、陶工尘肺和其他尘肺。尘肺病是呼吸性粉尘所引起的最为广泛、严重的职业病，也是目前迫切需要解决的问题。

（6）职业性金属及其化合物粉尘（锡、铁、锑、钡及其化合物等）肺沉着病：在职业活动中长期吸入锡、铁、锑、钡及其化合物粉尘，引起吞噬金属及其化合物粉尘的肺巨噬细胞在终末细支气管及周围肺泡腔内聚集并沉积的肺部疾病，可伴有轻度肺组织纤维增生。患者接触锡、铁、锑、钡及其化合物粉尘一般在五年以上，胸部影像学表现为双肺弥漫性的小结节影。可伴有不同程度咳嗽、胸闷等呼吸系统损害临床表现。

（7）职业性硬金属肺病：由于反复或长期吸入硬金属粉尘引起的肺间质性疾病，其特征性病理改变为巨细胞间质性肺炎。硬质金属合金是以碳化钨（WC）为主要成分，以钴（Co）为粘结材料，加入少量其他金属（如钛、镍、铌、钽、钼、铬、钒等）碳化物，经粉末冶金工艺制成的一类硬质金属合金。多数患者慢性起病，出现不同程度的咳嗽、咳痰、胸闷或胸部紧束感、进行性呼吸困难等症状。肺部可闻及爆裂音、捻发音或哮鸣音。部分患者表现为过敏性哮喘和过敏性肺炎。

39. 为什么说有些生产性粉尘具有中毒作用

引起全身中毒作用的粉尘有铅、铜、锰、砷、镉、铍、氧化锌、氟化物、氰化钠、重铬酸钾、雷汞及其他汞化合物、三硝基甲苯等。一些细小的粒子很容易通过呼吸系统进入人体，粒子能在支气管和肺泡壁上溶解后被吸收，进入血液循环和内脏器官，引起全身性中毒。一些可溶性化学毒物也能穿透未破损的皮肤引起全身中毒。

金属烟热就是工业上的一种急性职业中毒性疾病，是由于吸入弥散在作业场所空气中的极其细微的具有催化活性的金属氧化物烟雾所致。各种金属、半金属和某些类金属在加工、熔炼、铸造过程中加热到930℃以上时，就会释放出具有催化活性的金属氧化物烟雾弥散于作业场所的空气中。当作业工人吸入这种达到一定浓度的烟雾后，都有导致金属烟热的可能性，尤以吸入氧化锌烟和氧化镁烟者发病为多见，且较为严重。铅中毒是慢性的，可导致贫血、铅绞痛等；过量吸入铜的烟尘可能导致溶血性贫血。长期吸入锰及其氧化物粉尘或烟雾，对中枢神经系统、呼吸系统及消化系统发生不良作用。

40. 生产性粉尘导致的常见其他疾病有哪些

（1）皮肤：粉尘可作为一种吸入性抗原，经呼吸道进入的可以刺激机体使之产生抗体或致敏的大分子物质，引起变态反应并导致皮肤病。例如，粉尘是荨麻疹和湿疹的重要发病因素。

除此之外，某些粉尘粒子在皮肤上沉积并经皮肤吸收，可刺激皮肤或引起皮肤病。如由于灯管里含有铍化物，被破碎的荧光灯割破皮肤，皮下可见铍结节；砷及其化合物可引起皮肤癌；铬酸盐可引起皮肤的"铬疮"；长期接触矿物油烟可引起皮炎，甚至皮肤癌；铅尘进入皮肤，会出现一些小红点，称为"铅疹"；接触某些塑料粉尘及植物性粉尘可引起皮肤过敏反应；稀土粉尘作业工人可能会发生皮肤瘙痒、干燥、色素沉着、毛发脱落及指甲变形等症状，毛囊炎、毛细血管扩张等皮损的患病率也有明显的增高。

某些吸湿性较强的粉尘如碳酸钠、硫酸铵、硝酸铵，可以造成皮肤的皲裂、干燥、角化等。

粉尘可阻塞汗腺、皮脂腺，引起粉刺、毛囊炎、脓皮病，多见于锅炉工人、水泥工人、陶瓷工人、采煤工人和冶金工厂的修理工人。

粉尘的光化学作用多见于接触沥青粉尘（特别是煤焦油沥青）的工人中，当皮肤接触沥青粉尘后，再经过日光晒，就会产生光照性皮炎，临床表现为痛性红斑性皮炎。沥青粉尘的慢性中毒作用亦可表现为毛囊角化、粉刺、毛囊炎、湿疹、色素沉着症、皮肤落屑和萎缩等。沥青引起的光感性皮炎消失后，可遗留下弥漫性过度色素沉着现象。

（2）眼：粉尘对眼睛可产生局部的机械性刺激作用，多见于接触煤尘、金属粉尘、木尘的工人中。在从事银制品或电镀银时，可引起银质沉着病，即角膜可因粉尘的作用使其反射减弱甚至丧失而造成眼外伤，使视力减弱。金属和磨料粉尘有损伤角膜的作用，酸性或碱性的粉尘如生石灰、苛性钠、漂白粉及其他染料、药物等粉尘对角膜都有腐蚀作用，可引起急性结膜炎、急性角膜炎、角膜混浊、角膜溃疡、角膜白斑，造成视力下降。某些有毒性粉尘落入眼内后，泪液可使其溶解，而且结膜的吸收能力又比皮肤与黏膜强，所以当毒物吸收后，首先对眼球神经和眼球组织造成损伤，例如，烟草粉尘中的尼古丁可麻痹神经末梢，降低眼对异物的敏感性；砷可引起角膜炎、结膜炎；TNT可引起白内障；六六六和DDT粉同样也有这样的作用。经常接触粉尘的工人中，沙眼患病率可达80%～100%，这很可能是由于粉尘损伤眼组织，使其对沙眼病毒抵抗力下降造成的。

（3）牙齿、耳、消化系统：粉尘可促使龋齿的发生，因为口腔细菌可分解粉尘中的糖类，产生的乳酸破坏了珐琅质，多见于接触粮食的工人中。在水泥工人中也多见齿龈炎、齿槽炎、齿槽周围炎等。进入外耳道的粉尘可促使外耳道形成"耳垢栓塞"，侵入鼻咽部的粉尘又能引起中耳炎、鼓膜炎、耳咽管炎。煤、硅、锌及其他粉尘进入消化道后，可使消化腺分泌机能破坏，引起消化不良和胃炎。调查发现，接触TNT、煤、二氧化硅粉尘和铝粉的工人中，患胃肠系统疾病者占25%～60%。

（4）感染性疾病：有些有机粉尘如破烂布屑、兽皮、谷物等粉尘常附有病原菌，如葡萄球菌、链球菌、水痘病毒、天花病毒、流感病毒、麻疹病毒、百日咳杆菌、白喉杆菌、炭疽杆菌、真菌等。这些病原菌可随粉尘进入人呼吸道内，引起人体的感染。常受到粉尘上细菌感染的人群有：垃圾处理工人、铸造工人、砖瓦工人、陶瓷工人、废品收集整理工人、水泥工人、制粉工人、农业工人、啤酒酿造工人、皮革工人等。例如，工人接触含炭疽杆菌的兽毛可引起炭疽。

（5）癌症：引起癌症除与环境是否有致癌剂、促癌剂有关外，还与机体免疫功能有密切关系。有些粉尘已被确定为致癌物。致癌的粉尘有沥青、砷化合物、铬酸盐、镍碳氧基、石棉、放射性物质、钴、镍、铀等。沥青（特别是煤焦油沥青），铀矿粉尘可引起皮肤癌；石棉可促使肺癌、肝癌、胃癌高发。国际癌症研究中心（IARC）于1980年肯定了木工鼻腔癌及副鼻窦癌主要是由职业病因素引起的，国际劳工组织（TLO）1979年已把家具行业引起的副鼻窦癌列入职业癌名单。

（陈志军　梁　实）

第三章

尘肺病的发病机制

第一节　粉尘进入人体的主要途径

1.　粉尘进入人体的主要途径有哪些

　　粉尘飘浮于空气中，无时无刻不环绕在我们周围。众所周知，呼吸道是粉尘进入人体的主要途径。殊不知，除此之外粉尘还可以经皮肤、消化道甚至眼部进入我们体内。下面我们来具体聊一聊这些粉尘是如何通过这些途径进入人体对机体产生损害的。

　　每个人的机体拥有一套科学的防卫机制，当粉尘随空气进入呼吸道后，它作为一种异物，首先会引起呼吸道一系列清除机制的反应，使大部分粉尘排出体外，无法对人体造成损害；然而当粉尘过量时，超出了机体的防御能力时，则可沉积于肺内引起一系列的病理性反应，对人体造成伤害。粉尘还可通过接触皮肤、经消化道进入人体，引起局部刺激和炎症；此外部分粉尘还可经眼睛进入人体而引起职业性眼病。

　　（1）经呼吸道进入人体

　　1）粉尘在呼吸道的沉积：粉尘粒子随气流进入呼吸道后，大量的粉尘粒子在狭窄的气道内发生一系列的物理变化，主要包括撞击、截留、重力沉积、静电沉积、布朗运动，然后发生沉降作用。粒子直径较大的尘粒在大气道分岔处可发生撞击沉降；纤维状粉尘可能主要通过截留作用发生沉积；直径大于 1 微米的粒子大部分通过撞击和重力沉积而沉降，沉降率与粒子的密度和直径的平方成正比；直径小于 0.5 微米的粒子主要通过空气分子的布朗运动沉积于小气道和肺泡壁。

2）鼻腔、喉、气管支气管树的阻流作用：大量粉尘粒子随气流吸入时通过撞击、截留、重力沉积、静电沉积作用阻留于呼吸道表面。气道平滑肌的异物反应性收缩可使气道截留面积缩小，减少含尘气流的进入，增大粉尘截留，并可启动咳嗽和喷嚏反射，排出粉尘，在一定程度上保护了人体。

3）呼吸道上皮黏液纤毛系统的排出作用：呼吸道上皮细胞表面的纤毛和覆盖其上的黏液组成"黏液纤毛系统"，黏膜上皮的纤毛运动和咳嗽反射是将外源性颗粒物清除出人体的重要"守护神"。在正常情况下，阻留在气道内的粉尘黏附于气道表面的黏液层上，纤毛向咽喉方向有规律地摆动，将黏液层中的粉尘自呼吸道深部逐渐向上移动，大部分从此途径进入人体的粉尘都可以随着黏液的分泌和咳嗽咳痰排出体外。当然，如果长期大量吸入粉尘，或者这道防护系统老化或者受到严重的破坏，其粉尘清除能力极大降低，过量的粉尘在呼吸道内就会发生滞留，对人体造成进一步的损伤。

4）肺泡巨噬细胞的吞噬作用：当过量的粉尘穿过以上的"防护网"进入肺泡，便会黏附在肺泡腔表面，肺泡内的另一个巨大的"守护者"——巨噬细胞会将沉积的粉尘吞噬，并且形成吞噬体，吞噬体和初级溶酶体相结合形成次级溶酶体，次级溶酶体内的各种水解酶可将吞噬体内的某些尘粒消化，形成尘细胞。大部分尘细胞通过自身阿米巴样运动及肺泡的舒张转移而到达纤毛上皮表面，再通过纤毛运动而清除。或许正是因为拥有这样强大的清除功能，所以巨噬细胞被誉为"人体的清道夫"。当然，再厉害的角色能力也是有限的，所以仍然会有小部分尘细胞因粉尘作用受损、坏死、崩解，这时尘粒游离后会再被巨噬细胞吞噬，如此循环往复。此外，尘细胞和尘粒可通过肺泡间隙的扩散作用进入淋巴系统，沉积于肺门和支气管淋巴结，有时也可经血液循环到达其他脏器。这也就是为什么我们会在一些机体不常见的地方看到我们的尘细胞和粉尘的原因。

5）粉尘在肺内滞留：人体的清除"异己"的功能是强大的，比如上呼吸道的阻留作用和粉尘的惯性碰撞及重力沉积作用使粉尘沉降于呼吸道内，经呼吸道黏液的分泌和纤毛上皮的运动，通过咳嗽将粉尘排出身体。而未沉降的粉尘颗粒也可以随呼出气流直接排出体外。一般来说，呼吸系统通过上述复杂的保护作用后可使进入呼吸道的绝大部分粉尘在 24 小时之内被排出。人体通过各种清除功能，可排出 97%～99% 进入呼吸道的粉尘，也只有约 1%～3% 的尘粒沉积在体内。当然，进入呼吸道和肺的粉尘颗粒被排除和滞留的比例与粉尘的分散度有直接关系。虽然吸入的粉尘只有少量可滞留于肺内，但长期吸入高浓度的可吸入性粉尘，对呼吸道上述各项清除功能都有不可逆性的严重损害，日复一日，终将逐渐使肺内的潴留量增多。长期潴留于肺内的粉尘颗粒，根据其化学性质的不同，可引起一系列病理反应，其中最主要的是矿物粉尘的致纤维化作用而发生尘肺病。

（2）经皮肤进入人体：皮肤是人体最大的器官，它包围着整个人体，直接与周围环境接触，任何有害因素，皮肤总是最先接触，因而职业性皮肤病在职业性疾病中，占有较大比例。

1）原发性刺激与致敏作用：很多粉尘本身就带有一定的刺激性，如铜末、锑粉等某些金属粉尘，皮肤与其接触后只要粉尘浓度够高、量够多、时间够长，即可在接触部位引起一系列炎症反应，其反应程度与接触刺激物的浓度、数量和时间成正比。由于个体敏感性差异，可有低反应性和高反应性体质。在正常人群中，约有 14% 的人对这些外源性的刺激物较为敏感，易发生接触性皮炎，其主要原因是由于这类个体的角质层相对较薄弱而容易被大多数化学刺激物渗透。当部分粉尘长期沉积堵塞皮脂腺和机械性刺激皮肤时，可引起粉刺、毛囊炎、脓皮病及皮肤皲裂等局部刺激和炎症。

2）光敏作用：有些粉尘则是通过光敏作用刺激人体，造成皮肤的损伤。某些粉尘如煤焦油及沥青粉尘含有光敏物质，机体在接触这些粉尘的同时或之后受到一定强度的阳光照射，紫外线的光子被光敏物质吸收，激活后的光敏物与皮肤发生的反应即为光敏作用。煤焦油及沥青粉尘引起的皮炎的发病机制主要是光毒作用，是被激活的光敏物对皮肤的毒理作用的结果。很多时候我们会把这样的反应误以为是变态反应的一种，其实这种皮炎的发生没有变态反应机制，多表现在首次接触者中大多数人发病。

3）机械作用：这样的粉尘对皮肤产生的机械损伤平时很少见。铬、铍等化合物可以导致皮肤擦伤而出现"鸟眼状皮肤溃疡"；石棉和玻璃纤维刺入皮肤时，作为异物的刺激可使周围组织增生而形成疣状物；爆破时的粉尘可以嵌入皮肤形成爆粉沉着症。

（3）经消化道进入人体：粉尘进入消化道后，其本身的物理作用对其产生的损害可能远不及化学性损害对人体的伤害来的重。胃肠道与化学物的吸收、代谢和排泄起到重要作用。在职业活动中，某些金属粉尘如铅尘等可通过污染的手指（如车间内吸烟、饮食）带进消化道而进入人体，经吸收入血导致金属中毒。粉尘在胃肠道的吸收率受粉尘的理化性质、进入量和滞留时间、胃肠道的酸碱度、胃内的食物量及成分等多种因素影响。进入体内的粉尘多数在肝脏进行代谢，肠道也是排泄的途径之一，只是由于很少，经常被我们忽视。

1）吸收：由于本身这样的粉尘比较特殊，我们只能列举一些特殊的粉尘来举例，比如，铅由胃肠道的吸收率为 7% ~ 10%，但在空腹时吸收率明显增加，可达 45%。食物中缺少钙、铁或磷时均可增加铅的吸收。胃肠道对不同的铅盐吸收率不同，主要与其溶解度有关。醋酸铅、氧化铅、氯化铅可迅速吸收；铬酸铅、硫化铅、硫酸铅、碳酸铅溶解度较低，但仍可大部分吸收。

2）分布：这里我们仍然以铅粉尘来举例。铅吸收入血后，呈磷酸氢铅、铅 - 蛋白复合体或铅离子形式存在。血内的铅仅有 6% 在血浆内，且多与血浆内转铁蛋白及白蛋白结合，其余有 90% 以上与红细胞结合，特别与细胞膜、低分子蛋白及血红蛋白分子结合。铅在红细胞内的半衰期约为

25 天。铅进入红细胞后大部分比较稳定，但有 25% 与低分子蛋白结合，处于可移动状态，约 20% 与红细胞膜结合，易于扩散。上述两部分红细胞内的铅和血浆内铅保持平衡。通过血浆，铅可进入其他软组织。

3）排出：食入的铅除少部分被吸收以外，大部分由粪便排出。肠道吸收的铅，通过肝脏，一部分可由胆汁排入肠内，由消化道腺体排出的铅以及脱落上皮细胞中的铅均可随粪便排出。铅也可由肾脏和汗腺排出。

（4）经眼进入人体：这或许是我们常常忽视的一块，随着近两年研究的深入，粉尘对人体眼部的伤害也逐渐被证实。常见的经眼进入人体的粉尘主要为三硝基甲苯（TNT）粉尘，此外某些硬质粉尘可机械性损伤角膜及结膜，引起角膜和结膜炎等。

三硝基甲苯中毒机制还不清楚，但近年来的实验研究取得了一些进展。现已证明三硝基甲苯进入人体后可以产生共价结合物，即 TNT- 血红蛋白加合物，并证实这种加合物经水解后的主要产物是 4- 氨基 -2，6- 二硝基甲苯（简称 4-A）和 2- 氨基 -4，6- 二硝基甲苯（简称 2-A）。TNT 先经硝基还原转变成亚硝基活性代谢产物 4-A 和 2-A，然后才能与大分子的血红蛋白共价结合，说明加合物的生成与活性代谢产物的生成有关。由于人红细胞寿命长达四个月，TNT- 血红蛋白加合物因而能较长时间存留体内，慢性反复接触可呈现蓄积作用。也有实验研究发现，红细胞能够活化 TNT 并诱发活性氧，同时有高铁血红蛋白形成，从而否定了 TNT 中毒所致高铁血红蛋白为 TNT 代谢产物所致的论点。二者都证明了 TNT 对人体的毒作用部位首先是侵害红细胞，但究竟是 TNT 的直接毒作用，还是 TNT 的代谢产物所致尚不完全清楚。这为研究 TNT 白内障的发病机制提供了新的线索，应进一步探讨。故接触 TNT 的工人下班后应睁眼淋浴，以冲出眼球表面的粉尘。

（周　琅　高茜茜　韩　磊）

第二节　影响粉尘致病作用的因素

2.　影响粉尘致病作用的因素有哪些

　　粉尘对机体的伤害大小和粉尘的理化性质、暴露特征以及暴露量密切相关。粉尘的化学性质决定了粉尘对人体危害的性质。不同粉尘的生物学作用不同，所致的疾病也就不同。比如说粉尘的致纤维化能力就与粉尘中游离二氧化硅的含量密切相关。粉尘在肺内的蓄积量决定了粉尘对人体危害的程度。粉尘只有在肺内蓄积达到或者超过一定量时，才会对机体产生伤害，蓄积量越大，其致病能力也就越大，所以说粉尘致病有明确的剂量 - 效应关系。粉尘真正在个体肺内的蓄积量可以更加正确地评价粉尘与疾病的剂量 - 效应关系。蓄积量又与人体接触粉尘的浓度、粉尘的分散度，以及个体接触粉尘时间的长短、个体的呼吸量大小和个体呼吸道防御机制的生理状态这些复杂的因素相关。确切地计算粉尘在一个个体肺内的蓄积量非常困难，一般在评价粉尘暴露时也只是考虑个体的累计接触剂量。累计接触剂量取决于粉尘浓度、分散度和个体接触时间。粉尘的物理特性对粉尘的生物学作用也有一定的影响。

3.　粉尘的化学性质对粉尘的致病性有什么影响

　　粉尘的化学组成是决定粉尘生物学作用的主要因素。矿物粉尘致肺纤维化能力的强弱，主要取决于粉尘中游离二氧化硅的含量。粉尘中含有的游离二氧化硅越高，其致纤维化作用越强，病变发生快、进展快。含 70% 以上游离二氧化硅的粉尘在短期暴露后即可发病，病理上多形成以胶原性结节为主的纤维病灶。如果工作环境没有合适的除尘防护设备和个人防护下，短期大量暴露含游离二氧化硅高的粉尘可引起以矽性蛋白沉积为主的急性矽肺的发生。而含游离二氧化硅量在 10% 以下时，病变的发生则需要较高浓度和较长时间的暴露，病变发生、发展均较慢，病理上以肺间质纤维化为主。石棉粉尘由于其特殊的纤维状结构，除引起肺组织纤维化外，还可引起肺癌和间皮瘤。一些毒性粉尘吸入肺内后可很快被溶解吸收引起全身中毒，如铅、锰、砷等。惰性粉尘则主要在肺内形成粉尘沉着，而很少引起明显的生物学反应而致病。煤尘的致纤维化能力较弱，故煤尘肺的病理改变则以煤尘斑和间质纤维化为主。大多数有机粉尘，特别是动物蛋白性粉尘多具有致敏作用。所有这些致病的特征都是由粉尘的化学性质决定的。

4. 为什么生产性粉尘中游离二氧化硅含量的多少是决定粉尘危害程度的关键性因素

生产性粉尘中游离二氧化硅含量是决定粉尘危害程度的关键性因素。除了玻璃纤维之外，未被污染的无定型二氧化硅粉尘一般被认为对人体无害。包含结晶型二氧化硅的焙烧硅藻土和其他焙烧的无定型二氧化硅可以致纤维化。暴露于二氧化硅和非纤维状的硅酸盐（二氧化硅与其他矿物结合）与混合性粉尘尘肺病有关。每当含有结晶型游离二氧化硅的物质和材料（例如岩石和石头）被机械性粉碎形成灰尘时或者当那些含有合适的二氧化硅粒子的材料（例如石英粉和沙子）被处理或破坏时，职业性暴露于空气动力学直径小于10微米的呼吸性结晶型二氧化硅便会发生在各行各业中。尽管水泥含有的二氧化硅不多，但当含有沙子、石头的混凝土建筑材料被切割、研磨或者钻孔时，大量的呼吸性二氧化硅就产生了。钻入受限空间可能会导致过多的二氧化硅暴露，如香港曾经报道在人工挖沉箱中，出现了二氧化硅的过量暴露。暴露于呼吸性二氧化硅粉尘增加了年轻农民患尘肺病的危险性。低环境浓度的暴露几乎不造成任何风险，但是非常令人震惊的是，相关报道说暴露于频繁尘暴的喜马拉雅山脉的儿童被发现患有矽肺。二氧化硅的累积剂量（呼吸性粉尘浓度乘以结晶型二氧化硅含量再乘以暴露时间）是矽肺的发展过程中的一个最重要的因素。动物实验资料表明鳞石英、方石英以及石英比无定型氧化硅更易致纤维化；其中，鳞石英致纤维化能力最强，其次为方石英，然后为石英，并且致纤维化能力与相同晶体重量的表面积比呈线性关系。新断裂的石英比断裂很久的石英产生更多的活性氧类物质。

5. 微量金属对于肺部的损害与其他尘肺有差异吗

在研究粉尘作用机制的大量动物实验中，人们发现微量金属似乎对矽尘的肺毒性也有一定的调节作用。在暴露于相当高纯度的二氧化硅的金矿工人或者铸造工人中，二氧化硅的残留总量达到 1~3 克就足以导致矽肺。在暴露于含有二氧化硅的其他粉尘的煤矿或赤铁矿工人中，相同重量的二氧化硅造成更少的矽肺病例。在中国，在特定暴露水平下，开采锡和钨的矿工患病风险要高于陶瓷工人。在陶瓷生产时，矽尘表面有一层硅酸盐，能够减缓二氧化硅的致病作用。在同一生产环境内，不同工种之间发病率也各异。

6. 粉尘的分散度对肺部的损害有多大的意义

分散度是用来描述某一生产过程中物质被粉碎的程度，用粉尘颗粒粒径大小的数量或质量的百分比来表示。不同的生产过程和工艺所产生的粉尘颗粒的大小组成比例是不同的。粉尘中小的颗粒越多、分散度就越高，大的颗粒越多、其分散度就越低。粉尘颗粒的分散度越高，在空气中飘浮的时间就越长，故被吸入的可能性就越大；同时其颗粒的总表面积也越大，和组织作用的可能性也增大。反之，较大的粉尘颗粒则很快在空气中沉降而较少有被吸入的机会，即使被吸入，也会被阻留在上呼吸道，而难以到达深呼吸道和肺泡。根据粉尘粒径的大小，将粉尘分为三种，粒径大于 15 微米的为非吸入性粉尘，粒径小于 15 微米的为可吸入性粉尘，粒径小于 5 微米的为呼吸性粉尘。真正能够进入肺泡而沉积于肺内引起生物学作用的是呼吸性粉尘。粉尘的分散度决定于生产工艺过程，这就是不同工种其实际暴露的粉尘量不同，发病也不同的原因。

7.   如何理解粉尘浓度与尘肺病之间的剂量 - 效应关系

我们常说的粉尘浓度即飘浮于生产环境中单位体积气体中的粉尘颗粒的质量或个数。粉尘的浓度越高，工人吸入的量就越大，可能沉积在肺内的粉尘也就越多，越容易引起发病。同样生产过程中产生的粉尘，其化学性质和分散度相同，致病性的差异就主要取决于粉尘的浓度了。结合分散度的讨论可以知道，粉尘种类虽多，但是真正能够进入肺泡的是呼吸性粉尘。尘肺病的直接原因是工人反复暴露于超标的生产性粉尘中。随着生产工艺机械化水平提高，生产性粉尘浓度也越来越大。目前随着工艺的发展，防尘技术的提高，就防尘而言，大多数国有矿井正在努力达到国家卫生标准，然而这只是冰山一角，各种私人煤矿里面的环境还是非常糟糕。而尘肺病的发生和粉尘浓度之间又存在明显的剂量 - 效应关系。因此，就浓度而言，呼吸性粉尘的浓度才是真正具有生物学作用的浓度，也是把浓度和分散度都考虑在内的一项评价粉尘危害性的指标。

8.   粉尘的荷电性是什么样的原理

粉碎过程产生的固体颗粒往往具有荷电性，同时固体颗粒流动过程中互相摩擦或吸附空气中的其他离子而带电荷。粉尘的荷电性取决于颗粒的大小及其新鲜程度，并同温度和湿度有关。分散度高并新鲜的颗粒则荷电性强，温度升高、干燥的环境可使粉尘的荷电性增加。粉尘荷电性可影响粉尘颗粒的聚集，故影响粉尘在空气中的飘浮时间，从而影响其被吸入的可能性。荷相同电荷的粉尘相互排斥，使粉尘不易聚集而更长时间地飘浮于空气中，荷异性电荷的粉尘颗粒则相互聚集而加速沉降。研究还认为荷电性强的尘粒易滞留于肺内并易于被巨噬细胞所吞噬。

9.   粉尘的形态和表面活性对肺部的损伤有哪些

在研究粉尘致纤维化作用的早期，机械损伤学说最早被提出，对粉尘颗粒的表面形状及其硬度给予了相当的重视。然而现在认为，粉尘颗粒的硬度对致纤维化作用影响不大，其机械损伤作用主要发生在上呼吸道，虽然金刚石、碳化硅硬度很大，但对机体的危害却很小。球形颗粒在空气中的阻力小、易于沉降，而形状不规则的颗粒相对来说沉降较慢、悬浮时间则较长。粉尘表面的生物活性影响其致纤维化作用。新产生的粉尘颗粒表面有较多的氧化硅和硅自由基（SiO·和 Si·），可与二氧化碳、氧气和水反应产生 H_2O_2 和羟自由基（·OH）等，因而具有更强的细胞毒作用。

10. 如何解释个体因素在尘肺病发病机制中的作用

疾病的发生是粉尘吸入及机体清除防御机制斗争的结果。呼吸器官具有排出异物的自净能力，任何能减弱或破坏呼吸道对异物清除作用的疾病和个体因素均可使粉尘更易在肺内沉积而致病。一些慢性呼吸系统疾病，如慢性支气管炎、哮喘、肺气肿等都可使呼吸道的清除机制严重受损，吸烟也可损伤呼吸道纤毛上皮细胞而致清除机制下降。个体的免疫状况对疾病的发生也有一定的影响，未成年人、健康状况差及妇女、老人可能更易受粉尘的危害而致病。尘肺病人感染肺结核会加剧病情的进展并给治疗带来更大的难度。特异体质的人容易发生有机粉尘所致过敏性哮喘、过敏性肺炎等疾病；铍病也和机体免疫状态密切相关。

个体暴露时间的长短以及是否恰当应用有效的个体防护用品，是影响个体暴露量的重要因素。初次接尘时间和暴露总时间同样影响尘肺病的发病率。发病率随接尘工龄延长而增高，随接尘年代推移而下降。另外，从业人员特别是农民工，自我防护意识差，对粉尘危害及职业病防护缺乏必要的认识，更易遭受职业危害，所以越来越得到社会的关注。个体防护作为一项通过佩戴各种防护工具来减少人体吸入粉尘的补救措施，主要有防尘口罩、防尘风罩、防尘帽、防尘呼吸器等，其目的是使佩戴者能呼吸净化后的清洁空气而不影响正常工作。而在实际工作中，由于工人劳动强度大，需氧量也非常大，尤其是在井下温度较高、湿度较大的情况下，防护口罩等防护工具常常因透气性低、佩戴不方便等造成劳动中的工人呼吸困难而被摘掉，不能保证接尘工人在工作过程中自觉使用防护工具，故很难有效发挥其作用。

从技术角度分析。我国煤矿等地质条件复杂，开采条件差，难以实现大规模机械化开采，现有的煤炭开采技术虽然得到改进但是仍然较为落后，尤其是在一些私人的小煤窑，一些除尘技术和设备效果不够理想，现国内外广泛采用的除尘技术主要有煤层注水、喷雾降尘、除尘器除尘、化学抑尘、通风除尘、泡沫除尘等，这些在粉尘防治中都可以降低粉尘浓度，起到一定作用，但仍存在着一定缺陷，如喷雾降尘器本身体积庞大、设备复杂、噪声大、处理风量有限，不适用于井下狭小的工作面；通风除尘只是将粉尘稀释和转移，并没有从根本上把粉尘固定下来，呼吸性粉尘将长时间飘浮在空气中等。泡沫除尘是一种最新型的除尘技术，可有效地治理煤矿井下粉尘灾害，但现有的泡沫降尘装置仍存在着在井下安装困难、操作复杂、实际应用性差等问题。

（周　琅　高茜茜　韩　磊）

第三节　与粉尘相关的职业性疾病

11. 与粉尘相关的职业病有哪些

生产性粉尘对机体的损害是多方面的，正如我们直观性的认识一样，粉尘对健康最直接最严重的损害主要是针对呼吸系统的，局部的反应主要以刺激和炎症作用为主。

（1）对呼吸系统的影响：粉尘与呼吸系统接触的机会最为密切，绝大部分的粉尘都是通过这个通路进入人体的，所以粉尘对机体最大的损害也就发生在呼吸系统，主要包括尘肺、粉尘沉着症、呼吸道炎症和呼吸系统肿瘤等。

1）尘肺病：尘肺病是长期在生产活动中因吸入生产性粉尘而发生的肺部进行性纤维组织增生的全身性疾病。国际劳工组织（ILO）对尘肺病的定义是"尘肺是粉尘在肺内的蓄积和组织对粉尘存在的反应"。尘肺病最可怕的一点就是即使病人不再接触粉尘，肺功能的损害也随着疾病的进展而逐渐加重，是没办法治愈的，最精心的治疗和疗养也只能减缓进程。尘肺是由粉尘引起的最主要的职业性疾病，也是我国发病人数最多、危害最大的职业病。现患尘肺病人中主要是矽肺和煤工尘肺，约占总数的85%。根据病因尘肺病可分为：

①矽肺：由含相当量游离二氧化硅的矽尘引起的尘肺。慢性矽肺是尘肺病最常见的形式，大部分的矽肺都是经过 10 年以上的低浓度暴露发展而来。单纯矽肺病人可能没有症状，而是在放射学检查中偶然被发现。病人可能会由于矽肺结节或气道阻塞性疾病所致的神经刺激而发生咳嗽。晚期阶段气短比早期更常见，尤其是在进行性大块纤维化时。

②硅酸盐肺：由含硅酸盐为主的粉尘引起的尘肺，包括石棉肺和水泥、滑石、云母尘肺和陶工尘肺等。

③碳系尘肺：由含碳为主的粉尘引起的尘肺，包括单纯性煤肺、石墨尘肺和炭黑尘肺。

④金属尘肺：由金属粉尘引起的尘肺，如铝尘肺等。

⑤混合性尘肺：由含游离二氧化硅和其他物质的混合性粉尘引起的尘肺，如煤工尘肺、电焊工尘肺等。

我国目前职业病目录中规定了 13 种尘肺，包括矽肺、石棉肺、煤工尘肺、石墨尘肺、碳黑尘肺、滑石尘肺、水泥尘肺、云母尘肺、陶工尘肺、铝尘肺、电焊工尘肺、铸工尘肺以及其他尘肺。目前我国工业企业中尘肺病发病人数居世界首位，尘肺病诊断病例已经超过 60 万人，存活的有 47 万人左右，全国 30 多个行业近 2 亿劳动者不同程度地遭受职业危害。2014 年共报告职业性尘肺病新病例 26 873 例。由于一些劳动者职业健康体检率低，加之职业病具有迟发性和隐匿性的特点，我国每年实际新发职业病情况要远高于现有报告数字。

根据现有的研究，1997—2009 年尘肺病新发病例数的地区分布：湖南省、山东省和四川省累计报告尘肺病新发病例数分别列前 3 位，分别为12 995 例（10.6%）、8952 例（7.3%）和 8417 例（6.9%）；江苏省、黑龙江省、辽宁省、北京市、福建省和安徽省的累计病例数也分别在 5000 例以上；宁夏回族自治区、青海省的累计病例数不足 1000 例，海南的累计病例数只有 42 例。湖南省、北京市、黑龙江省、四川省和重庆市 1997—2009 年累计报告的煤工尘肺新发病例数分别列前 5 位，分别为 6374 例（11.8%）、5550 例（10.3%）、5378 例（9.9%）、3833 例（7.1%）和 2967 例（5.5%），占煤工尘肺总病例数的 44.6%。湖南省、山东省、江苏省、四川省和辽宁省 1997—2009 年累计报告的矽肺新发病例数分列前 5 位，分别为 5695 例（10.8%）、4974 例（9.4%）、4863 例（9.2%）、4344 例（8.2%）和 4146 例（7.8%），占矽肺总病例数的 45.4%。1997—2009 年累计报告的石棉肺新发病例主要分布在天津市、山东省、新疆维吾尔自治区、甘肃省和北京市，分别为 1002 例（39.8%）、353 例（14.0%）、323 例（12.8%）、217 例（8.6%）和 214 例（8.5%），占石棉肺病例总数的 83.7%。

2）粉尘沉着症：有些生产性粉尘，尤其是金属性粉尘，例如锡、铁、锑等粉尘进入人体后，主要沉积于肺组织中，由于化学性质特异，呈现出异物反应，以网状纤维增生的间质纤维化为主，在 X 线胸片上常可以看到满肺野的结节阴影，主要是这些金属在肺内的沉积影，这类病变又称粉尘沉着症。它一般不会对肺泡结构造成损伤，所以肺功能一般不受影响，在肺功能的检查上不会出现明显异常，机体也不会有明显的症状和体征，对健康的危害不是很明显。很多这样的患者都是在日常的职业健康体检过程中发现的。这些患者的症状往往较轻，在脱离粉尘作业后，这些病变可以不再继续延续，甚至肺部的影像学变化会逐渐消退。近几年，我国也对粉尘沉着症进行了研究，并对其的诊断进行了相应的修改和更新。

有机粉尘引起的肺部病变：有机粉尘不同于无机粉尘，比较常见的有机粉尘如吸入棉、亚麻或大麻尘引起的棉尘病，它的发病非常有特点，常表现为休息后第一天上班末出现胸闷、气急或（和）咳嗽症状，可有急性肺通气功能的改变；吸入带有霉菌孢子的植物性粉尘、如草料尘、粮谷尘、蔗渣尘等，或者吸入被细菌或血清蛋白污染的有机粉尘可引起职业性变态反应肺泡炎；吸入多种粉尘（如铬酸盐、硫酸镍、氯铂酸铵等）后会发生职业性哮喘。

3）其他呼吸系统疾病：粉尘对于机体的损伤是全身性的。粉尘进入的部位积聚大量的巨噬细胞，导致炎症反应，引起粉尘性气管炎、支气管炎、肺炎、哮喘性鼻炎和支气管哮喘等疾病。由于粉尘诱发的纤维化、肺沉积和炎症作用，还常引起肺通气功能的改变，表现为阻塞性肺病；慢性阻塞性肺病也是粉尘接触作业人员常见疾病。在尘肺病人中还常并发肺气肿、肺心病等疾病。长期的粉尘接触还常引起机体抵抗能力下降，容易发生肺部非特异性感染，肺结核也是粉尘接触人员易患疾病。

①肺结核：在急性或急进型矽肺中，随着矽肺的严重程度逐渐增加，矽肺患者感染上肺结核的概率较普通正常人的概率也迅速增高。即使尚未形成矽肺，二氧化硅的暴露也增大了感染肺结核的危险性。在发展中国家，矿物特别是金矿的开采可能会增加该国肺结核的发病率。在南非，即使金矿工人不再接触二氧化硅，肺结核的危险性仍然很高。此外，刚开始的活动性肺结核便在一定条件下提示了矽肺的进展。矽肺和 HIV 感染对肺结核的作用是协同的。吸烟是另一个使肺结核加重的因素。在发展中国家，当矽肺、肺结核、HIV 病毒感染和吸烟的流行共存时，就导致了高发病率和死亡率。

②气道阻塞性疾病：在不吸烟者中，慢性阻塞性肺疾病也与二氧化硅的暴露有关。据相关报道，在南非金矿工人中每年每增加 1 毫克 / 立方米累积呼吸性粉尘的暴露，将会使用力肺活量降低 18.7 毫升 / 秒，用力呼气量降低 16.2 毫升 / 秒。纵向研究表明暴露于浓度为 0.1～0.2 毫克 / 立方米的矽尘下直至暴露年限达 30～40 年会使肺功能降低，但是当尚未发展成矽肺时即使肺功能已有损害，也不至于致残，伤害并没有那么严重。在一个美国的矽肺登记中心，17.3% 未吸烟的矽肺患者有阻塞性肺功能障碍。在香港，年龄、吸烟的年包数、结核病病史、矽结节的大小、进行性的大块纤维化都是矽肺病人气道阻塞的独立危险因素，值得关注。

③支气管炎与肺炎：支气管炎与肺炎这两种病也是尘肺病人比较常有的并发症，其中以支气管炎更常见。当尘肺病人并发支气管炎时，其表现

有咳嗽、咳痰、发热等症状。如并发支气管肺炎时，则咳嗽更加厉害，发热、气急较明显。当并发了大叶性肺炎时，则发病比较突然，高热、咳铁锈色痰、胸痛与气急更显著，还可能有口唇及口角发生疱疹等。化验检查时，可发现白细胞增高，特别是大叶性肺炎，增加比较显著。X 线检查时，这三种病各有不同的疾病特点。

④肺气肿：肺气肿是尘肺病最普遍的并发症。往往随着病情的发展，肺气肿也越严重。当尘肺病人并发肺气肿时，其表现随着肺气肿的轻重程度不同，症状也有轻有重，其中最主要表现出不同程度的气急、口唇及指（趾）甲发绀、咳嗽、头昏、无力等。检查时，典型肺气肿病人可以看到有呼吸短促、两肩高耸，颈部因而变得较短，胸部外形像桶状等。肺功能检查可有不同程度的损害。X 线照片和透视检查都可以看出肺气肿的变化特点。

⑤肺源性心脏病：肺源性心脏病就是由于肺部损伤的原因而引起的心脏病。见于部分晚期病人，这是因为慢性支气管炎使气道狭窄，通气阻力增加，产生阻塞性肺气种，肺动脉压升高，而致慢性肺心病。尘肺病人发生肺源性心脏病的主要表现有：除尘肺的症状外，还可能有气急加重，以致感到呼吸很困难，口唇及指（趾）甲发绀也比较明显。当发生心力衰竭时，可能出现昏迷或者昏睡。检查时，就有肺气肿的各种表现。X 线检查可以发现心脏的阴影有改变，如肺动脉段突出，右心室扩大等。

⑥自发性气胸：自发性气胸也是尘肺病比较常见的并发症。尘肺并发气胸是急症，诊断不及时或误诊，可造成严重后果。尘肺病人发生自发性气胸时有什么表现呢？当发生局限性气胸时，可以没有什么症状或仅感到胸部发闷发紧。当发生比较广泛的气胸时，可能突然感到胸痛和呼吸困难，胸痛可放射至发生气胸的这一侧的肩部、手臂和腹部；同时还可能有脸色苍白、发绀、出汗等。当检查病人时，可发现脉搏比较细微，血压下降，肋间隙增宽，心脏及气管移向，叩诊时，声音比平时响亮，呈鼓音，呼吸音减弱或者消失等；X 线检查时，可以很清楚地看到自发性气胸的情形。

（2）局部作用：当粉尘通过呼吸道进入后作用于呼吸道黏膜，早期引起其功能亢进、黏膜下毛细血管扩张、充血，黏液腺分泌增加，以阻留更多的粉尘，然而当长期如此则形成黏膜肥大性病变，然后由于黏膜上皮细胞营养不足，造成萎缩性病变，呼吸道抵抗功能下降。皮肤长期接触粉尘可导致阻塞性皮脂炎、粉刺、毛囊炎、脓皮病。金属粉尘还可引起角膜损伤、混浊。沥青粉尘可引起光感性皮炎。

（3）中毒作用：吸附或者含有可溶性有毒物质的粉尘如含铅、砷、锰等可在呼吸道黏膜很快溶解吸收，导致中毒，呈现出相应毒物的急性中毒症状。粉尘颗粒粒径越小，其表面积越大，吸附的化学物质越多，可能引起更大的健康危害。铅中毒是慢性的，但中毒者如果发烧，或者吃了某些药物和喝了过量的酒，也会引起中毒的急性发作；过量吸入铜的烟尘可能导致溶血性贫血；锌在燃烧时产生氧化锌烟尘，人吸入后产生一种类似疟疾的"金属烟雾热"疾病；长期吸入锰及其氧化物粉尘或烟雾，可对中枢神经系统、呼吸系统及消化系统发生不良作用。

（4）肿瘤：由职业接触致癌因素引起的肿瘤称为职业性肿瘤。石棉粉尘可引起支气管肺癌和间皮瘤；放射性矿物粉尘可致肺癌；矽尘、镍尘等也与肺癌高发有关。1997年，国际癌症研究机构（IARC）把职业来源的以石英和方石英的形式吸入的结晶型二氧化硅归为人类致癌物。美国国家职业安全卫生研究所（NIOSH）和美国毒理学会（NTP）随后将结晶型二氧化硅归类为人类致癌物质。多个关于肺癌与二氧化硅暴露或（和）矽肺之间关系的报告已经出版，包括 meta 分析和暴露反应汇总分析。Meta 分析表明了矽肺患者肺癌的危险性显著增加，但是在未患矽肺的工人中二氧化硅暴露对于肺癌的作用很小并且有变异。吸烟和其他混杂因素不适当的调整以及根据不同年龄组所采用的暴露因素的不同使 meta 分析比较困难。暴露反应汇总分析使用 10 个年龄组的巢式病例对照研究使潜在混杂因素的效应缩到最小，而混杂因素的作用在暴露人群与一般人群间不同。15 年后，肺癌危险性与累积暴露的对数呈单调递增关系被注意到，并且在不同行业中异质性很小。在之前的研究中，与其他已知致癌物相比，二氧化硅暴露反应曲线斜率小可能会使在未患病工人中发现二氧化硅的致癌作用变得困难。根据这个重要的研究，IARC 工作小组在 2009 年 3 月重申了结晶型二氧化硅粉尘是一种人类致癌物。此外放射性粉尘也能引起呼吸系统肿瘤。

（周　琅　高茜茜　韩　磊）

第四章

尘肺病的临床表现

第一节　尘肺病的概念及种类

1.　什么是尘肺病

尘肺病在职业活动中长期吸入生产性矿物性粉尘并在肺内潴留而引起的以肺组织弥漫性纤维化为主的疾病。引起尘肺病的生产性粉尘主要有两类，一类是无机矿物性粉尘，包括石英粉尘、煤尘、石棉、水泥、电焊烟尘、滑石、云母、铸造粉尘等，还有一类是有机粉尘。这些粉尘都能引起尘肺病。肺纤维化就是肺间质的纤维组织过度增长，进而破坏正常肺组织，使肺的弹性降低，影响肺的正常呼吸功能。

2.　什么是矽肺病

矽肺是由于生产过程中长期吸入大量含游离二氧化硅的粉尘所引起的以肺纤维化改变为主的肺部疾病。矽肺是尘肺病中危害最严重的一种，矽肺一旦发生，即使脱离接触仍可以缓慢进展，迄今尚无满意的治疗方法。矽肺可造成劳动能力丧失，但若脱离接触粉尘作业又无合并症，患者仍可存活较长时间。矽肺的严重程度取决于 3 个因素：空气中的粉尘浓度、粉尘中游离二氧化硅的含量和接触时间，此外，防护措施及个体因素如个人习惯（吸烟），上、下呼吸道疾病等在矽肺发生发展中均有一定影响。

3. 什么是煤工尘肺病

煤工尘肺是指煤矿工人长期吸入生产环境中粉尘所引起的肺部病变的总称。包括采煤和造煤工人吸入纯煤粉尘所致的煤肺，约占 10%；岩石掘进工吸入矽尘所引起的矽肺，约占 10% 以下；以及吸入煤尘和矽尘等混合性粉尘所引起的煤矽肺，主要发生在既掘进又采煤的混合工种中，约占 80% 以上。煤矿中以煤矽肺最为多见。煤工尘肺主要发生在地下开采工中，露天煤矿开采工中患病率很低。

4. 什么是电焊工尘肺病

电焊工尘肺是工人长期吸入高浓度电焊烟尘而引起的慢性肺纤维组织增生为主的损害性疾病。电焊工尘肺是一种混合性尘肺，电焊烟尘是由于高温使焊药、焊条芯和被焊接材料熔化蒸发，逸散在空气中氧化冷凝而形成的颗粒极细的气溶胶。电焊尘可因使用的焊条不同有所差异。如使用焊条 T422 焊接时，电焊尘主要为氧化铁，还有二氧化锰、非结晶型二氧化硅、氟化物、氮氧化物、臭氧、一氧化碳等；使用 507 焊条时，除上述成分外，还有氧化铬、氧化镍等。

5. 什么是石棉肺

石棉肺是由于长期吸入石墨粉尘引起的，以肺部弥漫性纤维化改变为特征的全身性疾病。石棉肺病人在早期有比较明显的临床症状。最主要的症状是呼吸困难，随病情的进展而加重，随之出现咳嗽，初起为干咳或少量黏痰不易咳出，感染时出现黄色脓痰。石棉肺病人尤以晚期易并发呼吸道及肺部感染较矽肺多见。

6. 什么是铸工尘肺

铸工尘肺是指吸入含游离二氧化硅量很低的黏土、石墨、煤粉、石灰石和滑石粉等混合性粉尘而引起的尘肺。发病缓慢，初期多无自觉症状，随着病变的发展，可出现胸闷、轻微胸痛、咳嗽咳痰、气短等症状。病变初期肺功能多属正常，以后逐渐可出现阻塞性或以阻塞性为主的通气功能障碍。

7. 尘肺病怎样分类

我国职业病分类和目录中的法定尘肺病包括13种：矽肺、煤工尘肺、石墨尘肺、碳黑尘肺、石棉肺、滑石尘肺、水泥尘肺、云母尘肺、陶工尘肺、铝尘肺、电焊工尘肺、铸工尘肺以及根据《尘肺病诊断标准》和《尘肺病理诊断标准》可以诊断的其他尘肺病。

（姚雍铭　房中华）

第二节　尘肺病症状与体征

8. 尘肺病的症状有哪些

尘肺病人的临床表现主要是以呼吸系统症状为主的咳嗽、咳痰、胸痛、呼吸困难四大症状，此外尚有喘息、咯血以及某些全身症状。早期矽肺没有明显自觉症状，或者只有很轻微的自觉症状，往往是通过职业健康检查时才会发现。但随着疾病的进展，特别是晚期的矽肺病人，就会出现或轻或重以呼吸系统为主的自觉症状。病人常见的首发症状是气短。病情较轻的，往往在从事重体力劳动或爬山时感到气短，稍微休息一会儿，就能好转。再严重一点的，做一些轻体力劳动，走上坡路或上楼梯时有明显气短。

病情严重或有并发症时，由于呼吸和循环功能受到明显损害，会出现胸闷、气短，咳嗽、咳痰，胸痛、呼吸困难，还可以有咯血、无力、消瘦、失眠、食欲减退等。如果有发热，肝大和浮肿，则可能有其他的并发症。

（1）咳嗽：是一种呈突然、暴发性的呼气运动，有助于清除气道分泌物，因此咳嗽的本质是一种保护性反射。咳嗽受体分布于大支气管、气管及咽部等，受呼吸道分泌物刺激而兴奋引起咳嗽。咳嗽是尘肺病人最常见的主诉，主要和合并症有关。早期尘肺病人咳嗽多不明显，但随着病程的进展，病人多合并慢性支气管炎，晚期病人常易合并肺部感染，均使咳嗽明显加重。特别是合并有慢性支气管炎者咳嗽显著，也具有慢性支气管炎的特征，即咳嗽和季节、气候等有关。尘肺病人在合并肺部感染时，往往不像一般人发生肺部感染时有明显全身症状，可能表现为咳嗽较平时加重。吸烟病人咳嗽较不吸烟者明显。少数病人合并喘息性支气管炎，则表现为慢性长期的喘息，呼吸困难较合并单纯慢性支气管炎者更为严重。

（2）咳痰：是常见的症状，即使在咳嗽很少的情况下，病人也会有咳痰，这主要是由于呼吸系统对粉尘的清除导致分泌物增加所致。在没有呼吸系统感染的情况下，一般痰量不多，多为黏液痰。煤工尘肺病人痰多为黑色，晚期煤工尘肺病人可咳出大量黑色痰，其中可明显地看到煤尘颗粒，多是大块纤维化病灶由于缺血溶解坏死所致。石棉暴露工人及石棉肺病人痰液中则可检查到石棉小体。如合并慢性支气管炎及肺内感染，痰量明显增多，痰呈黄色黏稠状或块状，常不易咳出。

（3）胸痛：是尘肺病人最常见的主诉症状，几乎每个病人或轻或重均有胸痛，和尘肺期别以及其他临床表现多无相关也不呈平行关系，早晚期病人均可有胸痛，其中可能以矽肺和石棉肺病人更多见。胸痛的部分原因可能是纤维化病变的牵扯作用，特别是有胸膜的纤维化及胸膜增厚，脏层胸膜下的肺大泡的牵拉及张力作用等。胸痛的部位不一且常有变化，多为局限性；疼痛性质多不严重，一般主诉为隐痛，亦有描述为胀痛、针刺样痛等。骤然发生的胸痛，吸气时可加重，常常提示气胸。

（4）呼吸困难：是尘肺病最常见和最早发生的症状，且和病情的严重程度相关。随着肺组织纤维化程度的加重、有效呼吸面积的减少、通气/血流比例的失调，缺氧导致呼吸困难逐渐加重。合并症的发生则明显加重呼吸困难的程度和发展速度，并累及心脏，发生肺源性心脏病，使之很快发生心肺功能失代偿而导致心功能衰竭和呼吸功能衰竭，这是尘肺病人死亡的主要原因。

（5）咯血：较为少见，可由于上呼吸道长期慢性炎症引起黏膜血管损伤，咳痰中带有少量血丝；亦可能由于大块纤维化病灶的溶解破裂损及血管而咯血量较多，一般为自限性的。尘肺大咯血罕见。合并肺结核是咯血的主要原因，且咯血时间较长，量也会较多。因此，尘肺病人如有咯血，应十分注意是否合并肺结核。张连英 2006 年报道，尘肺结核咯血居尘肺结核死因的第一位。一般认为，24 小时内咯血量少于 100 毫升者为少量咯血，100～500 毫升者为中等量咯血，大于 500 毫升或一次咯血量大于 100 毫升者为大量咯血。

（6）其他：除上述呼吸系统症状外，可有程度不同的全身症状，常见有消化功能减低。

9. 为什么做尘肺病体格检查

早期尘肺病人一般无体征，随着病变的进展及合并症的出现，则可有不同的体征。听诊发现有呼吸音改变是最常见的，合并慢性支气管炎时可有呼吸音增粗、干性啰音或湿性啰音，有喘息性支气管炎时可听到喘鸣音。大块状纤维化多发生在两肺上后部位，叩诊时在胸部相应的病变部位呈浊音甚至实变音，听诊则语音变低，局部语颤可增强。晚期病人由于长期咳嗽可致肺气肿，检查可见桶状胸，肋间隙变宽，叩诊胸部呈鼓音，呼吸音变低，语音减弱。广泛的胸膜增厚也是呼吸音减低的常见原因。合并肺心病心衰者可见心衰的各种临床表现：缺氧、黏膜发绀、颈静脉充盈怒张、下肢水肿、肝脏肿大等。

（房中华　郭　平）

第三节　尘肺病 X 线表现

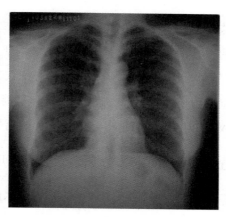

图 4-3-1

工种：电焊工，两肺可见 p/p 型小阴影，
总体密集度为 1 级、分布范围达到 2 个肺区

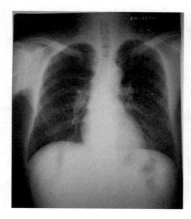

图 4-3-2

工种：铸工，两肺可见 p/q 型
小阴影，总体密集度为 2 级、
分布范围达到 4 个肺区

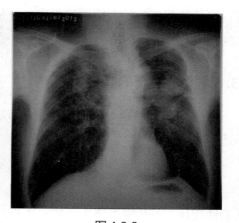

图 4-3-3

工种：混砂工，两肺可见 p/q 型小
阴影，总体密集度为 3 级、分布范
围达到 5 个肺区，且有大阴影出现

（张颖轶　姚明莺　华秋秋）

第四节　肺功能检查

10. 肺功能检查的定义

肺功能检查是呼吸系统疾病的必要检查之一，对于早期检出肺、气道病变，评估疾病的病情严重程度及预后，评定药物或其他治疗方法的疗效，鉴别呼吸困难的原因，诊断病变部位、评估肺功能对手术的耐受力或劳动强度耐受力及对危重病人的监护等方面有重要的指导意义。

11. 肺功能检查项目有哪些

包括通气功能、换气功能、呼吸调节功能及肺循环功能等。

12. 检查肺功能的目的有哪些

早期检出肺、呼吸道病变；鉴别呼吸困难的原因，判断气道阻塞的部位；评估肺部疾病的病情严重程度；评估外科手术耐受力及术后发生并发症的可能性；健康体检、劳动强度和耐受力的评估；危重病人的监护等。

13. 肺功能检查的特点有哪些

（1）肺功能检查是一种物理检查方法，对身体无任何损伤，无痛苦和不适。

（2）肺功能检查具有敏感度高、重复检测方便和病人易于接受等优点。

（3）与X线胸片、CT等检查相比，肺功能检查更侧重于了解肺部的功能性变化，是呼吸系统疾病的重要检查手段。

14. 哪些患者需要做肺功能检查

（1）反复上呼吸道感染者：观察肺功能是否有损伤。

（2）有吸烟史及长期咳嗽：看小气道功能是否改变。

（3）季节性咳喘发作：看是否患有哮喘。

（4）慢性支气管炎定期复查：监控病程发展。

（5）胸片异常：判断肺功能损害程度。

（6）麻醉、外科手术的危险评估，以及术后恢复的预测。

15. 患者在接受肺功能检查过程中的注意事项有哪些

（1）因鼻子被夹住，所以应保持用嘴呼吸。

（2）尽可能含紧口嘴，保证测试过程中不漏气。

（3）尽可能配合操作者的口令，即时做呼气和吸气动作。

（4）尽最大可能吸气，然后以最大力量、最快速度呼出。

16. 肺功能检查的临床意义

协助临床诊断，判断肺功能障碍的有无，以及障碍的性质与程度。是一些肺部疾患的早期诊断手段，如肺间质疾患早期表现可以是弥散功能减低。小气道功能异常可以是慢性阻塞性肺疾患如慢性支气管炎肺功能障碍的早期表现。可指导临床治疗，如支气管哮喘病人应用支气管扩张剂后，肺功能检查可作为一项重要的疗效判断指标。可用于临床研究，如变态反应疾患的气道过敏性测定研究以及睡眠呼吸生理研究等。胸外科病人手术前肺功能测定，有助于判断手术安全性。在劳动卫生及职业病领域的作用，可以了解工作环境粉尘对肺功能的影响，以及劳动力鉴定。

（吉　洁　房中华）

第五节　尘肺病的诊断及鉴别诊断

17. 尘肺病的诊断原则是什么

尘肺病的诊断包括病因学、临床表现、X 线诊断、鉴别诊断、有无并发症等综合评定。我国已修订并颁布《职业性尘肺病的诊断》（GBZ 70—2015），尘肺病的诊断与分期必须以此标准为依据进行。

该标准提出的尘肺病诊断原则为：根据可靠的生产性矿物性粉尘接触史，以技术质量合格的 X 射线高千伏或数字化摄影（DR）后前位胸片表现为主要依据，结合工作场所职业卫生学、尘肺流行病学调查资料和职业健康监护资料，参考临床表现和实验室检查，排除其他类似肺部疾病后，对照尘肺病诊断标准片，方可诊断。

劳动者临床表现和实验室检查符合尘肺病的特征，没有证据否定其与接触粉尘之间必然联系的，应当诊断为尘肺病。

18. 我国现颁布的尘肺病诊断标准

2015 年原国家卫生和计划生育委员会颁布的《职业性尘肺病的诊断》（GBZ 70—2015）中，X 射线的诊断和分期标准为：

（1）尘肺 I 期

有下列表现之一者：

①有总体密集度 1 级的小阴影，分布范围至少达到 2 个肺区；

②接触石棉粉尘，有总体密集度 1 级的小阴影，分布范围只有 1 个肺区，同时出现胸膜斑；

③接触石棉粉尘，小阴影总体密集度为 0，但至少有两个肺区小阴影密集度为 0/1，同时出现胸膜斑。

（2）尘肺 II 期

有下列表现之一者：

①有总体密集度 2 级的小阴影，分布范围超过 4 个肺区；

②有总体密集度 3 级的小阴影，分布范围达到 4 个肺区；

③接触石棉粉尘，有总体密集度 1 级的小阴影，分布范围超过 4 个肺区，同时出现胸膜斑并已累及部分心缘或膈面；

④接触石棉粉尘，有总体密集度 2 级的小阴影，分布范围达到 4 个肺区，同时出现胸膜斑并已累及部分心缘或膈面。

（3）尘肺 III 期

有下列表现之一者：

①大阴影出现，其长径不小于 20 毫米，短径大于 10 毫米；

②有总体密集度 3 级的小阴影，分布范围超过 4 个肺区并有小阴影聚集；

③有总体密集度 3 级的小阴影，分布范围超过 4 个肺区并有大阴影；

④接触石棉粉尘，有总体密集度 3 级的小阴影，分布范围超过 4 个肺区，同时单个或两侧多个胸膜斑长度之和超过单侧胸壁长度的二分之一或累及心缘使其部分显示蓬乱。

19. 尘肺病应该与哪些常见的胸部疾病鉴别

应与以下常见的肺部疾病相鉴别：

（1）特发性肺间质纤维化：病因不明，病变进展快，可有明显的呼吸困难、咳嗽、多量泡沫痰，可有杵状指和发绀；肺内阴影形状为网状、结节网状、蜂窝状等，肺功能检查以限制性通气功能障碍为主，支气管镜肺活检或胸腔镜肺活检显示，组织病理学特征早期为非特异性肺泡炎，晚期为广泛纤维化，无矽结节形成；合并结核者少见。

（2）肺癌：尘肺病和肺癌的鉴别诊断除临床症状外，主要是周围型肺癌与Ⅲ期矽肺大阴影的鉴别。肺癌肿块影多为单侧，在 CT 及体层片上病变阴影常呈分叶，毛刺或脐样切迹等征象，肿块内很少有钙化。肺泡癌在 X 线胸片上可呈弥漫性点状阴影，但病灶大小不一，多分布于肺下野；且肺癌病程发展快，临床症状多，痰中可找到癌细胞，其血清癌肺抗原（serum carcinoermbryonic antigen，S-CEA）常为阳性。实验室痰脱落细胞学检查取材方便，可多次送检以提高阳性率。胸腔积液检查多呈血性，可找到肿瘤细胞。纤维支气管镜检查和肺活体组织病理检查可得到确诊。

（3）肺结核：肺结核是结核分枝杆菌引起的一种慢性传染病，是尘肺常见的并发症，正确的诊断对尘肺病的治疗和预后有重要意义。特别是血行播散型肺结核需与Ⅰ、Ⅱ期矽肺相鉴别，该病肺内也出现弥漫性点状阴影。浸润型与Ⅱ、Ⅲ期矽肺相鉴别，该病肺内出现大小不等的斑片影和结核球，且多分布在两上肺野。活动性肺结核临床上多有明显的结核中毒症状，如疲乏无力，不同程度的发热、盗汗、心悸、食欲不振。一般以长期低热多见。急性血行播散性肺结核在 X 线胸片上可表现为全肺均匀一致的散在结节，类似Ⅱ期矽肺的 X 线改变。实验室检查可见红细胞沉降率增快，结核菌素试验（PPD）呈强阳性反应，痰结核菌涂片及培养为结核感染的直接证据。

（4）结节病：属病因不明的多系统非干酪化肉芽肿性疾病，常侵犯肺门、纵隔淋巴结和肺组织；胸片可见团块状阴影或弥漫性肺纤维化，部分病人可出现周围淋巴结肿大、肝脾大；结节病抗原皮内试验（Kveim test）阳性，血清血管紧张素转化酶活性增高；支气管黏膜或体表淋巴结活检可以确诊。

（5）肺含铁血黄素沉着症：多见于成年风湿性心脏病二尖瓣狭窄，反复出现心力衰竭的患者，肺毛细血管反复扩张、破裂出血，使铁黄素沉着于肺组织中。胸部 X 线表现为典型的二尖瓣型心，肺野有对称性分布的弥漫性结节样病灶，近肺门处较密集。

（6）肺泡微石症：属常染色体遗传性疾病，常有家族史；肺内有弥漫性分布的细小砂粒状阴影，密度高，边缘锐利；病程发展缓慢；晚期胸膜多钙化；支气管肺泡灌洗液高倍镜下可见大量磷酸钙盐结晶，为确诊的有力佐证。

（7）石棉肺：需与以下疾病进行鉴别诊断：

1）其他原因所致肺间质纤维化：许多疾病如外源性过敏性肺泡炎、硬皮病、类风湿病、结节病、特发性肺间质纤维化、药物性及癌症放射治疗引起肺间质纤维化等。根据含大量真菌、细菌的有机粉尘吸入史、药物与射线治疗史与外源性过敏性肺泡炎、药物或射线治疗引起的肺间质纤维化进行鉴别。特发性肺间质纤维化与石棉肺的体征、X 线改变及通气功能障碍等表现十分相似，但依据有无石棉纤维确切的职业接触史、相应的流行病学调查资料、动态胸片观察结果，结合前者病情进展较快、无石棉肺的胸膜改变等情况，可以进行鉴别。结缔组织病则主要依据职业接触史、结缔组织病特殊的临床表现及实验室检查进行鉴别。

2）结核性胸膜肥厚可有结核病史，病变多为一侧性，且多累及肋膈角，无石棉肺的肺部表现可资鉴别。发生在侧胸壁的胸膜斑还需与肥胖者的胸膜下脂肪鉴别。后者多位于侧胸壁 6 ~ 8 肋处，两侧对称，很少累及肋膈角。

（吴艳艳　浦红燕）

第六节　尘肺病的并发症

20. 尘肺病有哪些常见的并发症

（1）呼吸系统感染：是较为常见的并发症之一，患者可以表现为经常咳嗽、咳痰、反复感冒、发热，多在冬春换季时出现，感冒可以导致症状加重。胸片常显示肺纹理增粗，甚至斑片状阴影，有的因为呼吸系统反复感染导致慢性炎症。

（2）肺结核：尘肺患者有 10% ~ 20% 会合并肺结核，矽肺和煤矽肺发病率较高，可能原因为粉尘颗粒可以携带多种病原菌，导致机体感染；矽肺患者 T 细胞免疫力下降等。合并肺结核时，可以出现无明显诱因的乏力、下午低热、夜间盗汗等，有一部分病人可以出现咯血或痰中带血，出现以上症状应及时就医，进行抗结核治疗，疗程应在半年以上。

（3）气胸：尘肺尤其是矽肺病人，由于肺广泛纤维化，极易产生肺大泡，有的病人感染肺结核，在用力和剧烈咳嗽等诱发下可使大泡破裂导致气胸。出现突发性胸闷、憋气，应考虑此病，应及时就医，如果有粉尘接触史，建议到职业病专科就诊以确定是否合并尘肺。

（4）慢性阻塞性肺病：长期慢性非特异性炎症可以导致气道的慢性病变，出现活动后气短。查体可见胸廓呼吸动度明显降低，胸廓桶状，肺功能表现第一秒时间肺活量下降。阻塞性肺病分为轻、中重、极重度。

（5）肺源性心脏病：尘肺时由于肺部弥漫性纤维化，肺内小动脉内膜增厚、狭窄，有时有小血栓形成，长期慢性病变，导致肺循环阻力增高，肺动脉高压。肺源性心脏病分为代偿性和失代偿性。如果处于代偿期，患者可以只表现活动后胸闷、气短，经常容易被忽视。非代偿期可以出现明显的胸闷、气短，夜间可以出现呼吸困难，不能平卧，有的可以表现饭后明显饱胀。强心利尿治疗可以改善心功能。

21. 尘肺病的预后如何

目前研究认为尘肺病的纤维化是一个渐进过程，但尘肺病经及时诊治，能有效延长寿命并改善生活质量。特别是肺灌洗为主的综合治疗，能有效延缓病变发展，延长病人的寿命。

（曹锦兰　周　菊）

第五章

尘肺病预防和控制

尘肺病是我国目前最主要、危害较大的职业病之一，2016 年国家卫生计生委公布的最新《职业病分类和目录》由原来 115 种职业病调整为十类 132 种，其中第一类职业性尘肺病及其他呼吸系统疾病中列出的尘肺病有：矽肺、煤工尘肺、石墨尘肺、碳黑尘肺、石棉肺、滑石尘肺、水泥尘肺、云母尘肺、陶工尘肺、铝尘肺、电焊工尘肺、铸工尘肺；根据《尘肺病诊断标准》和《尘肺病理诊断标准》可以诊断的其他尘肺病。

目前，我国工业企业的尘肺病发病病例数居世界首位，目前已经超过 60 万人，患有尘肺病存活下来的人数有 48 万人左右。据调查显示，2010 年我国共报告尘肺病的新生病例约有 23 812 例，死亡人数为 679 人。这 23 812 例尘肺病新生病例中，有 95% 左右的病例属于煤工尘肺、矽肺。由于这些劳动职业在职业健康方面的检查率偏低，再加上尘肺病具备迟发性和隐匿性的特点，实际尘肺病人数远远高于已经报告出的数据。

第一节　工作场所的前期预防

1. 国家和政府层面在尘肺病工作场所前期预防中的作用有哪些

习近平主席在全国健康大会上指出：没有全民健康，就没有全面小康。在国家层面要把尘肺病的防控与美丽中国和全面小康战略联系起来。为了防控尘肺病，在国家和政府层面：一是要制定、完善、颁布和贯彻相关法规和标准；二是要加强生产安全监管；三是要加大对职业病防治的投入；四是要加大环保技术改进方面的重视；五是要加强尘肺病防控的宣传工作，建立教管结合的体制。

2. 为什么在国家和政府层面制定、完善、颁布和贯彻相关法规和标准很重要

国家和政府方面要制定颁布并不断完善相关法规、规章和标准，根据形势变化及科技进步进行适时修订，并贯彻执行。使尘肺病预防工作获得法律保证，使尘肺病防控有法可依、有章可循、有标准可对照。

3. 为什么加强生产安全监管很重要

目前，我国尘肺病的发病率还表现为居高不下的状态，其近几年还表现出不断上升的趋势，煤矿尘肺病的发病率不断上升。虽然我国尘肺病防止工作已经取得一定成效，但目前依然存在诸多问题。因此还需加强对尘肺病防治工作存在问题进行全面分析，进而制定出有效安全监管措施进行积极应对，促进尘肺病防治成效不断提升和巩固。

4. 如何做好安全生产监督工作

政府的安全生产监管部门要将监管作用发挥出来，要建立健全素质过硬的监察队伍，依法依规深入到一线进行监察督导。要完善政府安全生产

监督部门与卫生部门的分工协作。加强对相关用人单位的监管，督促其开展岗前尘肺病防控措施教育。要严格执法，实现职业卫生监管常态化，要明确职业安全工作的实施主体，工作环境和条件要达到国家职业卫生标准，发现有职业危害的作业要依法责令停止或整改。

要深入开展相关职业危害的专项整治工作，要加强职业危害源头管控，对各种厂矿企业进行督促，要求其改善员工工作环境的卫生条件。

对发现职业病的企业，要求对同一工作条件下的其他工人进行控制性体检，防止发病人数增加。要进行不定期突击检查，对于不符合职业安全生产条件的企业进行停产整顿，严重者勒令其关闭。

5. 为什么要加大对职业病防治的投入

国内有一种错误的观念，认为要向欧美国家学习，欧美国家许多地方撤销了职业病防治院，我们也要撤销。对此要具体问题具体分析：欧美当初为什么要建立那么多职业病防治院，是因为有需求；现在为什么减少了，是因为许多劳动密集型企业向中国和东南亚国家转移了，职业病患者也随之转移了；而我国近30年来逐步发展为最大的世界工厂，而且能源消耗很大程度上是来自可能产生尘肺病的煤矿。因此我们不能盲目机械地照抄欧美模式。要加强职业病防治院所建设，形成一支既熟悉法律法规、又精通职业病防控业务的机构和专家队伍，并指导厂矿尘肺病防控工作。

6. 为什么要加大环保技术改进方面的投入

国家美丽中国战略非常重视环境保护，而厂矿内环境是大环境的一部分，因此要加大资金投入，积极地鼓励科研机构和环保企业在粉尘领域开展科学研究和技术改进工作，制定相应的经济保障制度和技术保障制度，并鼓励企业积极向粉尘控制方面投资。

7. 加强尘肺病防控的宣传、建立教管结合机制的重要性

尘肺病是可以预防的，加强宣传工作、让广大员工了解相关知识非常

重要。积极通过展板、广播、讲座培训、网络等多样化方式对企业职工进行尘肺病防治相关知识教育宣传和相关法规政策宣传。定期对企业宣传、培训工作进行考核，保证尘肺病防治宣传、培训工作能够落到实处，保持工作效率和效果得到不断提升。

为更好地推进尘肺病防治工作的开展，有必要拓展县、镇（乡）、村三级服务网络，实施分对象、多层次、多形式、多部门参与的职业健康宣教，发挥公共媒体对该类病症防治的公众宣教。

建立教管结合的体制，将尘肺病纳入基层职业病防治体系中，深入开展尘肺病咨询服务，建立外出务工职业健康档案，使重点人群最大限度获得相关服务。

8. 在厂矿企业层面如何预防尘肺病

首先要加强对防尘基础设施和技术建设的投入；二是企业自身要加强尘肺病防治工作的监督和管理力度；三是重视劳动者职业健康体检；四是进行健康教育和健康管理。

9. 为什么要加强对防尘基础设施和技术建设的投入

随着我国经济的快速发展，工业生产规模越来越大，各种类型的厂矿企业越来越多，人们对工作环境的要求也越来越高。同时国家相继出台了许多严格的相关法律，对作业环境进行严格规范和约束。

在各类矿产等工业生产过程中，可能会产生大量引起尘肺病的各类粉尘，有的还伴有有毒有害、易燃易爆气体、高温、缺氧等恶化生产工作环境，对工人的健康产生极大的威胁。而在实际生产中，通风与除尘技术是治理作业环境的一个重要措施，在工业、矿业生产中占有极其重要的地位。

10. 为什么要对工作场所通风除尘，要求空气最低含氧量是多少

在生产中，采用通风、除尘、过滤的方式进行处理，并引入新鲜空

气，可以大大减少对生产工人健康的危害，改善工作环境，同时保障安全生产的进行。

在矿井生产中，对通风的要求更加严格，如煤矿中，要求空气中的含氧量不低于 20%，因为新鲜空气中的氧气含量在 21% 左右，所以煤矿的安全生产要求提出了"以风定产"的指导方针。

而在实际生产中，通风与除尘技术是治理作业环境的一个重要措施，可见通风与除尘技术在工业、矿业生产中占有极其重要的地位。企业在这些劳动场所中要应用足够的防尘设备和技术方法。可使用湿式作业流程，增强作业面通风，合理进行通风装置设置，并定期进行检修和维护，建立合理的防尘体系等。

11. 为什么企业自身要加强尘肺病防治工作的监督和管理力度

生产企业管理者要以人为本，认真学习职业病防治法，依法将职业病防治纳入企业管理。要将工作职责明确，切实将尘肺病防治纳入到企业生产各个工作环节中去，积极制定并不断规范企业防尘措施和防尘计划。以各个部门相关需求作为主要根据，实施具有针对性的防尘措施，提高防尘工作成效。同时，各个企业还要积极引进先进粉尘检测设备，提高工作环境粉尘检测的准确性，进行主动监测控制。保证劳动者拥有一个健康的工作环境是企业应该依法履行的责任。

12. 为什么要重视劳动者职业健康体检

体检分入职体检、年度体检、离职体检和控制性体检。

企业对入职体检要重视，注意发现已经在其他有尘环境企业工作过并患有尘肺病（或潜伏期）的患者非常重要，要防止这些人再次进入可能产生尘肺的工作环境，加重病情，引发劳动纠纷。

要定期（一般每年一次）组织从事接触粉尘工作的劳动者接受职业健康体检。在体检过程中被确诊为尘肺病的患者应及时给予有效治疗，加强对患者病情进行控制，促进患者尽快得到康复。

在有害环境工作的员工，在离职时要进行离职体检，确定有没有职业病发生，以早期发现、早期治疗并维护自己的合法权益。

在工作中如果发现职业病患者，对同一工作环境的其他员工要进行控制性体检，目的是早期发现潜在的患者，早发现、早治疗、早控制，防止出现新的患者和潜在患者病情加重。同时要及时整改工作环境，防止再度产生职业病患者。

13. 企业为什么也要对员工进行健康教育和健康管理

对广大员工进行全员职业卫生知识教育，通过宣传教育使得企业职工对职业病相关知识有更加充分地了解。同时加强对职工进行相关防尘工具使用培训，使职工能够正确掌握相关工具的佩戴、使用方法，进而保证工具作用得到充分发挥。

企业的劳动人事管理部门要对每一个员工的健康做到心中有数、管理到位，建立员工健康档案是有效的方法。针对员工健康体检发现的问题，对员工工作岗位进行适当调整。同时，相关企业应积极建立并不断完善劳动者职业健康档案，高度重视对劳动者身心健康进行科学管理，为劳动者身心健康提供更好保障。

14. 什么是职业禁忌证，哪些人不适合从事粉尘环境作业

职业禁忌证是指人们患有的某些疾病或解剖生理缺陷，当接触某种职业危害因素后可使病情加重，或受到某些特定的职业因素作用后其反应明显早于或严重于普通健康人群而容易发生职业病，以致使患有这些疾病或有解剖生理缺陷的人不适合参加某种有害作业，这些疾病或解剖生理缺陷就叫职业禁忌证。各种有害作业均有其职业禁忌证。如血液疾病是接触苯作业的禁忌证，肝、肾疾患是接触铅、汞作业的禁忌证等。

粉尘作业的职业禁忌证包括有四个方面：①活动性结核病，如各型活动性肺结核以及肠结核、肾结核、骨关节结核等；②慢性肺疾病或严重的慢性上呼吸道和支气管疾病，如明显肺气肿、肺化脓症、肺寄生虫及原虫

病以及萎缩性鼻炎、鼻腔肿瘤、支气管哮喘、支气管扩张和严重的慢性支气管炎等；③明显影响肺功能的胸膜、胸廓疾病，如广泛严重的胸膜肥厚、粘连，包裹性胸腔积液，严重的先天性或后天性胸廓畸形；④严重的心血管系统疾病，如高血压、动脉硬化、器质性心脏病等。

15. 为什么企业建立粉尘作业防护管理制度是必要的

企业依法建立粉尘作业防护管理制度是保障接触粉尘作业人员健康的必要保障。通常由企业根据具体情况自行建立。

16. 企业可以在哪些环节采取措施防止生产性粉尘危害

一是应尽量采用先进的生产工艺和生产设备，降低粉尘扩散，改善劳动条件；二是在密闭环境进行有粉尘产生的作业时应采取机械通风措施，以稀释舱室内空气中粉尘的浓度；三是为保证劳动者在生产中的安全、健康，防止粉尘侵入人体，施工人员应佩戴自吸过滤式防尘口罩等各种保护器具。

（梁　实）

第二节　劳动者正确使用防护用品

17. 为什么要使用个人呼吸防护用品

虽然在有尘作业空间生产阶段及生产环境治理过程中采取了降尘、除尘措施，但仍然难以将粉尘彻底清除干净，作业人员必须佩戴呼吸防护用品。这是减少粉尘吸入人体的一道最后屏障。

18. 预防尘肺病的个人防护设备有哪些

主要有防尘口罩、防尘面具和送风式防尘头盔。

19. 预防尘肺病的个人防护设备如何分类

呼吸防护用品是个体防护装备（personal protective equipment，PPE）的一种，根据《呼吸防护用品选择、使用与维护》（GB 18664—2002）将呼吸防护用品按表 5-2-1 分类。

表 5-2-1　呼吸防护用品分类表

过滤式			隔绝式			
自吸式过滤		送风式过滤	供气式		携带式	
半面罩	全面罩		正压式	负压式	正压式	负压式

20. 呼吸防护用品的选择原则有哪些

①一般原则；②根据有害环境选择；③根据作业状况选择；④根据作业人员情况选择。

21. 呼吸防护用品的选择的一般原则有哪些

（1）在没有防护的情况下，任何人都不能暴露在可能危害健康的环境中。

（2）应该根据国家有关职业标准，对作业中的空气环境进行评价，识别有害环境性质，判断危害程度。生产性作业环境粉尘危害程度分为四级：相对无害作业（0级）、轻度危害作业（Ⅰ级）、中度危害作业（Ⅱ级）和高度危害作业（Ⅲ级）。

（3）应该首先考虑采取工程措施控制有害环境，若工程控制措施无法实现或无法完全消除有害环境，以及在工程控制措施未生效期间，应该根据标准规定选择适合的呼吸防护用品。

（4）应该选择国家认可的，符合标准要求的呼吸防护用品。

（5）要参照使用说明书的技术规定，选择符合其适用条件的呼吸防护用品。

（6）若需要使用呼吸防护用品预防有害环境的危害，用人单位应该建立并实施规范的呼吸保护计划。

22. 如何根据有害环境选择呼吸防护用品

首先要识别有害环境的性质，其次要判定环境的危害程度，第三是根据危害程度选择呼吸防护用品，第四是根据空气污染物选择呼吸防护用品。

23. 如何识别有害环境的性质

按以下步骤识别：

（1）是否能够识别有害物质。

（2）是否缺氧，氧气浓度值。

（3）是否存在空气污染物，其浓度值。

（4）空气污染物是形态是颗粒物、气体或它们的组合。若是颗粒物，应该了解是固态还是液态，其沸点和蒸汽压，在作业温度下是否明显挥发，是否具有放射性，是否为油性，可能的分散度，是否有职业卫生标准，是否有立即威胁生命或健康（immediately dangerous to life or health，IDLH）浓度，是否还可以经皮肤吸收，是否对皮肤致敏，是否刺激或腐蚀皮肤和眼睛等。

24. 如何判定环境有害程度

按以下原则判定：

（1）如果有害环境未知，应作为 IDLH 环境。

（2）如果缺氧或无法确定是否缺氧，应作为 IDLH 环境。

（3）如果空气污染物浓度未知、达到或超过 IDLH 环境，应作为 IDLH 环境。

（4）若空气污染物浓度未超过 IDLH 浓度，应根据国家有关的职业卫生标准规定浓度计算危害因数，若同时存在一种以上空气污染物，应分别计算每种空气污染物的危害因数，取数值最大的为危害因数。

25. 如何根据危害程度选择 IDLH 环境的呼吸防护用品

在 IDLH 环境应选择以下呼吸防护用品：

（1）配全面罩的正压式携带式呼吸防护用品（self-contained breathing apparatus，SCBA）。

（2）在配备适合的辅助逃生型呼吸防护用品前提下，配全面罩或送气头罩的正压供气式呼吸防护用品。

26. 如何根据危害程度选择非 IDLH 环境的呼吸防护用品

要选择指定防护因数（assigned protection factor，APF）大于危害因素的呼吸防护用品，各类呼吸防护用品的 APF 见表 5-2-2。

表 5-2-2　各类呼吸防护用品的 APF 表

呼吸防护用品类型	面罩类型	正压式	负压式
自吸过滤式	半面罩	不适用	10
	全面罩		100
送风过滤式	半面罩	50	不适用
	全面罩	200 ~ 1000	
	开放型面罩	25	
	送气面罩	200 ~ 1000	
供气式	半面罩	50	10
	全面罩	200 ~ 1000	100
	开放型面罩	25	不适用
	送气面罩	200 ~ 1000	
携气式	半面罩	>1000	10
	全面罩		100

27. 如何根据空气污染物类型选择呼吸防护用品

（1）对颗粒物防护：可选择隔绝式或过滤式呼吸防护用品，见表5-2-3。如果选择过滤式的，要注意以下几点：①防尘口罩不适合挥发性颗粒物的防护，对挥发性颗粒物应选择能够同时过滤颗粒物及挥发性气体的呼吸防护用品；②要根据颗粒物分散度选择适合的防尘口罩；③如果颗粒物为液态或具有油性，应选择有适合过滤元件的呼吸防护用品；④如果颗粒物具有放射性，应选择过滤效率为最高等级的防尘口罩。

（2）对颗粒物、有毒气体或蒸汽的防护：可选择隔绝式或过滤式呼吸防护用品，见表5-2-3。如果选择过滤式的，应选择有效过滤元件或过滤元件组合。

对有毒气体和蒸汽，《呼吸防护——自吸过滤式防毒面具》（GB 2890—2009）规定了分类标记、技术要求、测试方法、过滤件测试方法、检验规则及标识。

表 5-2-3　根据有害环境选择呼吸防护用品表

有害环境	隔绝式 携气式 正压式 H	F	携气式 负压式 H	F	供气式 正压式 H	T	L	供气式 负压式 H	F	过滤式 送风过滤式 防毒 H	T	L	防尘 H	T	L	防毒防尘 H	T	L	自吸过滤式 防毒 H	F	防尘 H	F	防毒防尘 H	F
氧气浓度未知		√																						
氧气浓度 <18%		√																						
空气污染物和浓度未知		√																						
污染物浓度已知，不缺氧，IDLH环境		√				⊙																		

续表

有害环境		适用的呼吸防护用品种类																								
		隔绝式								过滤式																
		携气式				供气式				送风过滤式									自吸过滤式						
		正压式		负压式		正压式			负压式		防毒			防尘			防毒防尘			防毒		防尘		防毒防尘	
		H	F	H	F	H	T	L	H	F	H	T	L	H	T	L	H	T	L	H	F	H	F	H	F
有毒气体和蒸汽 — 危害因数	<10	√	√	√	√	√	√	√	√	√	√	√	√				√	√	√	√	√			√	√
	<25	√	√		√	√	√	√		√		√	√				√	√		√				√
	<50		√			√	√	√		√		√	√				√	√		√				√
	<100		√			√		√		√			√					√						
	<1000	√	√			√																		
	>1000	√	√																					
颗粒物 — 危害因数	<10	√	√	√	√	√	√	√	√	√				√	√	√	√	√	√			√	√	√	√
	<25	√	√		√	√	√	√		√				√	√		√	√				√		√
	<50		√			√	√	√		√				√	√		√	√				√		√
	<100		√			√		√		√					√			√						√
	<1000		√			√									√									
	>1000														√									
毒气、蒸汽和颗粒物 — 危害因数	<10	√	√	√	√	√	√	√	√	√							√	√	√					√	√
	<25	√	√		√	√	√	√		√							√	√						√
	<50		√			√	√	√		√							√	√						√
	<100		√			√		√		√								√						√
	<1000	√	√			√																		
	>1000	√	√																					

注：√表示允许选用，⊙表示在符合规定情况下允许选用，H表示半面罩，F表示全面罩，T表示全面罩和送气面罩，L表示开放型面罩

28. 如何根据作业状况选择呼吸防护用品

（1）若空气污染物同时刺激眼睛或皮肤，或可经皮肤吸收，或对皮肤有腐蚀性，应选择全面罩，并采取防护措施保护其他裸露皮肤选择的呼吸防护用品要与其他防护用品相兼容。

（2）若作业中存在可以预见到的紧急危险情况，应根据危险性质选择适用的逃生型呼吸防护用品，或根据IDLH环境防护规定选择呼吸防护

用品。

（3）若为爆炸环境，呼吸防护用品应符合 GB 3836.1—2010、GB 3836.2—2010 和 GB 3836.4—2010 规定，若选择 SCBA，应选择空气呼吸器，不选择氧气呼吸器。

（4）若选择供气式呼吸防护用品，应注意作业地点与气源之间的距离、导管对现场其他作业人员的妨碍、管路被损坏或切断等问题，并采取预防措施。

（5）若现场存在高温、低温或高湿，或存在有机溶剂或其他腐蚀性物质，应选择耐高温、耐低温、耐腐蚀的呼吸防护用品。

（6）若作业强度较大，或时间过长，应选择呼吸负荷较低的呼吸防护用品，如供气或送风过滤式呼吸防护用品。

（7）若有清楚的视觉要求，应选择视野较好的呼吸防护用品。

（8）若有语言交流的需求，应选择适宜通话功能的呼吸防护用品。

29. 根据作业人员特点选择呼吸防护用品应注意哪些问题

（1）面部特征：选用面罩时注意：①如果防护用品生产者或销售者能够向使用者提供适合性检验，可帮助使用者选择密合型面罩。②使用者应刮净胡须，避免将头发夹在面罩与面部皮肤之间。③考虑面部特征，如凹陷的太阳穴、突出的颧骨、皮肤皱褶、畸形鼻子等影响面部与面罩的密合时，应选择与面部特征无关的面罩。

（2）舒适性：评价职业环境是否承受物理因素（如高温）不良影响，选择可减轻不良影响、佩戴舒适的用品，如：有降温功能的供气式呼吸防护用品。

（3）视力矫正：若呼吸防护用品提供视力矫正镜片，要按说明书要求操作使用，不应影响呼吸防护用品与面部的密合性。

（4）不适合使用呼吸防护用品的身体状况：应征求医生意见，对有心肺系统病史以及对狭小空间和呼吸分荷存在严重心理应激反应的人员，应考虑其使用呼吸防护用品的能力。

30. 如何选用和佩戴防尘口罩

要选用专业的防尘口罩，普通纱布口罩达不到防尘要求；要选用适合自己脸型的防尘口罩，尽可能保证粉尘不会随着空气从口罩和面部缝隙不经过口罩过滤进入呼吸道；要按照使用说明书佩戴和使用防尘口罩，使口罩既防尘，又尽可能舒适；要防止防尘口罩挤压变形、污染进水；防尘口罩使用时间长了防尘效果会降低，要定期更换。

（梁　实）

第三节　工作场所粉尘控制技术

31. 常用工作场所粉尘控制技术有哪些

首先是尽可能减少作业中粉尘来源（如：煤层注水减尘），其次是各种除尘降尘技术：通风除尘、重力沉降和惯性沉降、旋风除尘、湿式除尘、喷雾降尘、泡沫降尘、过滤式除尘、呼吸防护用品的使用等。

32. 什么是工业通风，有何作用

工业通风是应用自然通风和机械通风等方法控制车间粉尘、有毒气体或蒸气浓度和改善作业场所内微小气候的重要卫生技术措施。正确设计、合理使用通风设施，能使作业场所中有害物质的浓度符合国家职业卫生相关标准，改善微小气候，从而防止一些职业危害对人体产生不良影响。

33. 工业通风有哪些种类

工业通风按空气流动的动力可分为自然通风和机械通风两大类；按通风范围的大小分为局部通风和全面通风两种类型；按通风的作用分为通风换气、降温、加湿、减湿、排除有害气体或蒸汽以及排尘等。

34. 工业通风卫生要求有哪些

①保证工作场所有良好的微小气候，足够的通风换气量。②保证工作场所空气中的有害气体、蒸汽、烟尘、雾、粉尘浓度符合卫生标准要求。③不得将污染的空气直接送入车间，若必须使用，应经净化。从车间排出的气体如含有害物质时，须采取净化处理，并符合废气排放标准。④通风不得对工人健康有不良影响，如寒冷、强烈气流、噪声、振动等。⑤通风设备不得妨碍工人的操作，应力求简易、经济，便于管理、清扫和维修。

35. 在工业通风中应注意哪些问题

在工业通风中应注意使用通风设备前后车间气象条件变化，工作地点空气中有害物质或粉尘浓度的变化，通风设备的设计、安装和使用是否合理，通风是否达到预期的防尘、防毒、降温等效果，通风设备本身是否安全，有无不良影响（如强烈噪声），了解安装通风设备后，车间作业环境是否符合国家规定的车间空气卫生标准。

36. 什么是自然通风，自然通风是如何实现的

自然通风是依靠室外风力造成的风压以及室内外空气的温差造成室内外空气交换所形成的一种通风方式，是靠热压和风压实现的。

（1）热压：当车间内气温比车间外气温高时，车间内的空气的体积膨胀、密度减小，形成车间内外空气比重差，即热压。在热压的作用下，车间外的空气从下部门窗向内流入，使车间内热空气从上部天窗排出，形成一个空气循环，达到换气的目的，此现象叫做热压自然通风。室内外温差越大，热压越大，热压自然通风效果愈好。

（2）风压：室外气流与建筑物相遇时，发生绕流，经过一段距离后，气流才恢复原来的流动方向，由于建筑物的阻挡，建筑物四周室外气流的压力分布发生了变化，迎风面的气流受阻，形成正压。侧面、屋顶和背风面由于产生局部涡流等原因，形成负压。在风压的作用下，建筑物迎风面

的空气可以流入室内，而背风面则流出室外，产生了风压自然通风。

一般来说，热压作用的变化较小，而风压作用的变化较大。为保证自然通风的效果，在对厂房的布置设计和评价时，应同时考虑热压和风压的影响。

37. 什么是机械通风

机械通风是依靠通风机械造成的压力差，通过管道网输送空气。机械通风与自然通风相比具有的优点：①送入室内的空气，可根据生产工艺和卫生要求进行预先处理，如加热、冷却、干燥、加湿、减湿等，以保持作业环境气象条件的恒定；②排出车间的含毒、尘空气可送入净化设备进行处理后再排入大气，防止大气污染，也可对贵重原料进行回收利用；③根据生产工艺和卫生要求可将新鲜空气分别送到特定的作业地点，并可按需要分配空气量，也可将废气从不同作业地点排出室外；④送风量和排风量可根据需要进行调节。

因机械通风所需设备和维修费用较大，因此，要在尽量利用自然通风的基础上采用机械通风，而且首先考虑采用局部机械通风。

38. 机械通风系统由哪些部分组成

机械通风系统一般由通风机、通风管、排气罩（或送风口）和净化设备组成。

39. 什么是全面通风

全面通风又称稀释通风，它是对整个厂房进行通风换气。它不断地向整个车间输送清洁的空气，用清洁空气稀释室内空气中的有害物的浓度，同时不断从室内排除不需要的热湿和污染的空气，使室内空气中有害物的浓度不超过卫生标准的最高允许浓度。

全面通风有自然通风、机械通风和自然与机械联合通风等各种形式。由于它的换气范围大，因此所需的换气量一般较大。除了所需的换气量以外，合理的气流组织形式也是影响全面通风效果好坏的重要因素。

40. 什么是局部通风

局部通风是指仅对工作区域的局部空间进行排气或送风，而不对整个工作空间进行全面排气和送风。

局部通风可分为局部送风和局部排风两大类，它们是利用局部气流，使局部工作地点有害物尽快排出，营造良好的空气环境，使工作地带的环境条件符合卫生标准。即通过局部通风排风系统直接排除有害物源附近有害物质。其优点是排风量小、控制效果好。

41. 局部排风系统由几部分组成

一个完整的局部排风系统，主要由以下几个部分组成：

（1）局部排风罩：它是局部排风的重要装置，是用来捕集粉尘和有害物质的。它的性能好坏直接影响整个系统的技术经济指标。性能良好的局部排风罩，如密闭罩，只要较小的风量就可以获得良好的工作效果。由于生产设备和操作的不同，排风罩的形式是多种多样的。

（2）风管：通风系统中输送气体的管道称为风管。它把通风系统中的各种设备或部件连成了一个整体。为了提高系统的经济性，应合理选定风管中的气流速度，管路应力求短、直。风管通常用表面光滑的材料制作。

（3）净化设备：当排风系统排出的有害物含量超过国家规定的排放标准时，必须设置净化设备来处理含尘空气。净化设备的形式和种类很多，应根据实际情况和要求进行合理选择，达到空气净化的目的。

（4）风机：风机是向机械排风系统提供气流流动的动力装置。为了防止风机的磨损和腐蚀，通常把风机放在净化设备后面。

42. 什么是局部送风系统

局部送风是将新鲜空气或经过适当处理后的空气送至作业地带，以改善操作区空气质量、提高工作效率。

局部送风系统分为系统式和分散式两种，系统式局部通风是将空气集中处理（净化、冷却等）后，通过送风管道和送风口，分别送至局部作业区。分散式局部送风一般使用轴流通风机或喷雾通风机向局部作业区吹风，从而使局部作业场所的热量散发较快。

43. 什么是煤层注水技术

煤层注水是在煤层开采之前，对其钻孔注水，增加煤的含水量，使煤体得到预先湿润，从而减少煤尘的产生和飞扬，是采煤过程中预防煤尘产生的一种治本方法。

44. 什么是通风除尘，有何作用

通风除尘是利用通风或除尘技术降低作业场所粉尘浓度的方法和技术，包括通风除尘、通风控尘和除尘器除尘。可以达到降低工作场所空气中粉尘浓度的效果。控制粉尘危害最重要的措施是采取通风除尘。

45. 什么是通风排尘

通风排尘是利用自然通风或机械通风方法将含尘气体排出，同时可以排出有害气体，补充新鲜空气。是排除粉尘最基本、经济和有效的方法。

46. 掘进巷道通风排尘有几种方式

有压入式通风排尘，抽出式通风排尘和抽压混合式通风排尘。

47. 什么是压入式通风排尘

压入式通风是煤矿巷道作业中采用的主要方式，特点是风筒将局部通风机压入的新风导入工作面，污风则通过掘进巷道排出。见图5-3-1。

为防止含有瓦斯的风流进入机电设备中引起爆炸，煤巷、半煤岩巷和有瓦斯涌出的岩巷掘进通风方式应采用压入式，不得采用抽出式，如果采用混合式必须制定安全措施。

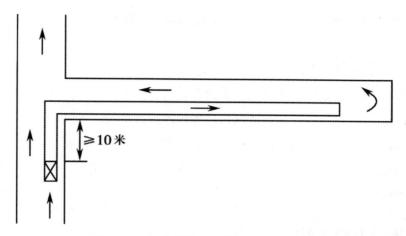

图 5-3-1　掘进巷道压入式通风排尘示意图

48. 什么是抽出式通风排尘

抽出式通风排尘是新鲜空气由巷道进入工作面，污风经风筒由局部通风机抽出。见图 5-3-2。

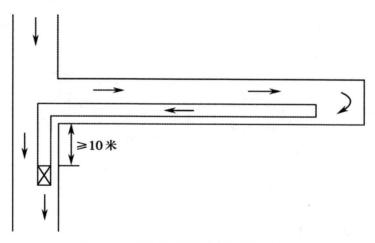

图 5-3-2　掘进巷道抽出式通风排尘示意图

49. 什么是混合式通风排尘

混合式通风排尘是指用两套局部通风设备，其中一套为压入式通风、另一套为抽出式通风的排尘方式,从而加强排尘效率。

50. 什么是通风控尘

井下粉尘治理较为困难的主要原因是巷道供风沿着轴向吹向工作面,风向单一,局部风流过大,特别是采用压入式通风时,风筒出口风速大,极容易引起已经沉淀粉尘的二次飞扬。为有效解决这一问题,需要采取控尘措施,改变工作点的风流形态。较为有效的控尘方式有附壁风筒、空气幕和挡风帘。

51. 什么是除尘器除尘

当井下局部地点的产尘量较大,仅依靠通风或其他防尘措施难以满足职业环境的风流质量时,需对风流进行净化处理,将含尘风流吸入除尘器中进行除尘,这种直接除去局部地点风流中粉尘的装置称为除尘器。其特点是除尘效率高,已经逐渐成为煤矿井下重要除尘手段,也是未来煤矿防尘技术的发展方向。设备除尘系统见图 5-3-3。

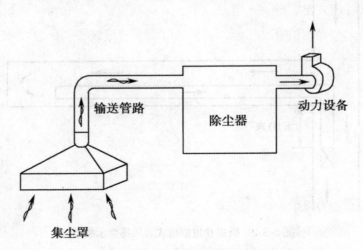

图 5-3-3　设备除尘系统示意图

52. 除尘器是如何分类的

除尘器的形式很多，基本上可分为湿式除尘器和干式除尘器两类。

用水或其他液体使含尘气体中的尘粒润湿而捕集的除尘设备，称为湿式除尘器，湿式除尘器又可分为湿式过滤除尘器、湿式旋转除尘器和湿式洗涤除尘器，其除尘效率普遍较高，是煤矿主流机型。还有水浴除尘器、水膜旋风除尘器、白激式水力除尘器、文氏管除尘器等。

干式除尘器可分为重力除尘器、旋风除尘器、袋式除尘器和静电除尘器等，前两个多用于多级除尘系统的初级除尘，过滤掉大颗粒粉尘，袋式除尘器能有效过滤呼吸性粉尘，且处理风量大，可用于产尘量较大区域除尘。

除尘器的形式很多，基本上可以分成干式与湿式两大类。对含尘气体中尘粒不作润湿处理的除尘设备称为干式除尘器，如重力沉降除尘器、旋风除尘器、袋式除尘器；

一般情况下，干式除尘器捕集下来的粉尘便于清理，也容易回收综合利用，故管理方便。湿式除尘器捕集下来的粉尘是污泥和污水状物，处理比较复杂，如果维护管理不善，可能造成排水管堵塞，除尘器效率下降等问题。

无论是干式除尘器或是湿式除尘器，不外乎利用重力、惯性力、离心力、热力、扩散黏附力和电力等作用把尘除下来。除尘器按作用力可分为如下几种：

（1）重力除尘器，如沉降室。

（2）惯性力除尘器，如惰性除尘器。

（3）离心力除尘器，如各种旋风除尘器。

（4）洗涤除尘器，如冲击式水浴除尘器。

（5）过滤除尘器，如各种袋式除尘器。

（6）电除尘器，如静电除尘器。

除尘器的种类很多，作用原理各不相同，适用范围也不同。工矿企业在实际选用时，要根据生产工艺具体情况、含尘空气特性、尘粒特性、所要求的空气净化程度等方面的因素全面考虑。

53. 什么是喷雾降尘

喷雾降尘是指将水分散成雾滴喷向尘源从而抑制和捕捉粉尘的技术与方法，是矿山粉尘防治中最常使用的技术措施，具有系统简单、使用方便、成本低廉等优点。

54. 什么是泡沫降尘

泡沫降尘是将发泡剂按一定比例与水混合形成发泡剂溶液，通过发泡器将空气引入发泡剂溶液并产生泡沫，利用喷头将泡沫喷射于尘源，实现对粉尘的抑制和沉降。与水雾比较，泡沫具有接尘面积大、湿润粉尘能力强、吸附粉尘性能好的特点，可显著提高降尘效果。

（梁　实）

第四节　工作过程中尘肺病的防治管理

55. 尘肺病是可以预防的吗

尘肺病是完全可以预防的疾病，落实预防为主，开展尘肺病的综合预防是减少该类职业病的关键。

56. 尘肺病预防的根本策略是什么

三级预防控制体系是疾病预防的根本策略，其中一级预防主要是控制尘源，主要通过采取行之有效的防尘、降尘方法来达到这一目的。二级预防主要是对重点人群开展健康监护和定期的医学检查，通过早期发现、早期治疗来将危害降到最低限度。三级预防则是对已患尘肺患者的防治，对已确诊的尘肺病患者，应向其发放尘肺病诊断证明，建立粉尘作业职工健康档案，早期治疗控制，并使其能够获得来自各方面的救助。

57. 防尘降尘八字方针有哪些

我国针对防尘降尘制定了"革、水、密、风、护、管、教、查"八字方针，可概括为革新工程技术和卫生保健措施，改良生产工艺过程、生产设备，采用湿式作业，密闭通风除尘，采用个人防护用具，加强工人入职健康监护管理，组织健康教育，加强职业安全检查监管。

58. 吸入什么样的粉尘会得尘肺病

粉尘的种类很多，但并不是所有的粉尘只要吸入肺内，都会引起尘肺病。因为从鼻子到肺泡，呼吸道有层层屏障，只有进入到肺泡并沉积下来的粉尘，才有可能引起尘肺。人们通常把能到达肺泡内的这部分粉尘称为呼吸性粉尘，一般是指粒径小于 5 微米的粉尘。由于呼吸性粉尘较长时间悬浮于作业场所空气中，能吸入到肺泡内并沉积下来，因此是引发尘肺病的主要因素。

59. 尘肺病发病与哪些因素有关

尘肺的发生与矿尘理化性质、矿尘浓度、接尘时间长短及个体条件等都有直接关系。接触不同种类的粉尘，因其致病作用和危害程度不同，尘肺患病率、发病工龄和病期进展快慢也不一样。接尘量和实际接尘工龄是发生尘肺病的两个主要危险因素。

60. 接触粉尘多长时间会得尘肺病

自开始从事粉尘作业起，一直到发现尘肺的时间，称为发病工龄。尘肺的发病工龄长短不一，这不仅和接触粉尘的性质有关，而且与该生产中防尘条件的好坏更有关系。一般说来，得矽肺病大约需要 8～10 年，石棉肺需要 5～8 年，煤肺需要 15～20 年，铝尘肺需要 16～40 年。

61. 脱离粉尘作业后还会得尘肺病吗

　　是的。一些从事粉尘作业的人员，几年以后调离粉尘作业环境，身体检查也未发现尘肺，但这不能保证以后不得尘肺病，特别是接触高浓度硅尘的人员，接触的工龄又比较长，脱离矽尘作业后几年，甚至几十年后还可能得尘肺病，称为晚发性矽肺。这是因为虽然已经脱离矽尘作业很长一段时间，但过去吸入肺内的有害粉尘仍在起破坏作用，损伤肺组织，并逐渐形成肺部纤维化。但在同样条件下脱离粉尘作业的人，比起没有脱离粉尘作业的人，尘肺发病时间要晚得多，病变也轻得多。

62. 体质好坏与得尘肺有关吗

　　有关，体质好坏等个体因素可以影响着尘肺病的发生和发展。在同一个工作环境作业的人，不一定每个人都发生尘肺。有时工龄较短的得了尘肺，而工龄较长的却没有得病，即使得了尘肺，病变发展的快慢和严重程度也有个体差异。这是因为除了工龄、工种以及接触粉尘的种类和性质等影响发病的因素以外，发病与否还与年龄、性别、营养和健康状况、生活习惯、卫生状况等影响机体抵抗力的多种因素有关。一般说来未成年人、妇女、不注意个人防护和卫生以及患有心脏和肺部疾病的人，比较容易患尘肺病，因此入职体检很重要。

63. 生产性粉尘可对生产人员造成哪些危害

　　生产性粉尘由于性质不同，产生的危害也不相同。吸入含有石英（也叫二氧化硅或二氧化矽）、硅酸盐、煤、炭黑等粉尘可以引起尘肺病；接触对苯二酚、棉麻纤维尘可引起过敏性疾病，如：哮喘、皮疹；金属化合物铍的粉尘，吸入后可产生肺部肉芽肿；有些无机和有机粉尘可刺激气管和肺，产生气管炎和肺炎；弹旧棉絮、处理碎旧布屑，潮湿发霉的谷物粉尘可产生肺部的化脓感染和霉菌感染；放射性矿物粉尘，金属粉尘如镍、铬酸盐等可发生肺癌；石棉粉尘可引起间皮瘤；接触沥青粉尘或在日光照射下，可以产生光化学作用，引起光感性皮炎、结膜炎，以及全身反应；吸入化学物质粉尘，如砷、铅、磷等可发生全身中毒。

64. 什么是肺粉尘沉着症

有些生产性粉尘，如锡、钡、铁等粉尘，吸入到肺部后，可沉积在肺内，一般不产生尘肺那样的弥漫性纤维化改变，吸入者也没有不舒服的感觉，只是在拍 X 线胸片时可以看到肺内有小点状的颗粒斑点，但对身体健康的影响很小或根本无影响，故不需要治疗。在脱离这种粉尘接触后肺部的颗粒斑点可以逐渐消退。所以，由锡、钡、铁等粉尘所引起的肺部改变，均称为肺粉尘沉着症。

65. 如何预防尘肺病

通过管理措施、技术措施、个体防护和卫生保健措施进行预防。

66. 预防尘肺病的管理措施有哪些

根据有关防尘条例和《中华人民共和国职业病防治法》，用人单位应当为劳动者创造符合国家职业卫生标准和卫生要求的工作环境和条件，并采取措施保障劳动者获得职业卫生保护。从法规上保障了劳动者获得职业卫生保护的权利。地方政府要加强对有关企业的生产安全监管，定期检测工作场所的粉尘浓度。生产企业要主动作为，建立健全各项生产安全和职业卫生制度，严格按照国家职业卫生标准建设各种防尘、排尘设施，全程监测，使工作环境达到相应的国家职业卫生标准，做到不达标不生产。落实定期健康监护制度，加强尘肺病患者管理，落实疗养管理和宣传教育。

67. 预防尘肺病的技术措施有哪些

控制尘源，采用注水、喷雾等湿式作业减少粉尘产生；装备各种前文所述的排尘降尘设施；使用个人防护用品。

68. 预防尘肺病的卫生保健措施有哪些

落实就业前体检和定期体检。对接触粉尘在岗和离岗的职工，每年都有进行健康检查，重点是 X 射线胸片检查，争取早期发现尘肺病。积极治疗病人，减轻病人病痛，延长生命，提高生活质量。

69. 对尘肺病患者有哪些治疗措施

（1）基础治疗：对症治疗，如氧疗、加强营养。尘肺形成与体内微量元素总体下降有关，落实营养保健膳食计划，补充铜、锰、锌、铁等，补充胡萝卜素、蛋氨酸、维生素 C 等。

（2）抗纤维化治疗：相关药物有汉防己甲素、羟基磷酸哌喹、柠檬酸铝、克矽平等。

（3）中医治疗。

（4）支气管肺泡灌洗术。

（5）慢性肺源性心脏病、呼吸衰竭、气胸等并发症治疗。

（6）运动康复：如呼吸操、太极拳、呼吸功能训练、全身康复训练等。

（梁　实）

第六章

尘肺病的治疗与康复

第一节　尘肺病的治疗

1.　如何治疗尘肺病

尘肺的治疗主要是综合治疗：一旦确诊为尘肺病，应脱离接触粉尘，根据病情进行综合治疗，积极预防并发症的发生，预防呼吸道感染，改善不良生活习惯，如饮酒、吸烟。有合并症的要积极治疗并发症。

（1）健康生活习惯和合理适度的保健锻炼：一般来说，症状不多也没有并发症的尘肺病人不需要住院，自己注意养成健康的生活习惯，并进行合理适度的保健锻炼，就可以正常生活。首先病人不能吸烟，吸烟可加重病情；要预防感冒，注意气候变化及时调整穿衣及户外活动；要适度的锻炼，如漫步、打太极、深呼吸等，做一点力所能及的体力劳动，可增加免疫力。

（2）预防并发症：矽肺的常见和主要的并发症是肺部感染、结核、气胸、肺心病。预防感冒，特别是冬季不要感冒，在感冒流行期不要到人员过于集中的地方，可有效地预防和减少肺部感染的机会。不要密切接触结核病人，预防合并结核。保持大便通畅，不要突然过分用力，咳嗽时要及时治疗，避免用力咳嗽，可预防和减少气胸的发生。

（3）及时治疗并发症：有肺部感染、肺心病心功能不全、合并结核必须及时到医院治疗。气胸突然发生是急诊，必须立即到医院治疗。

2. 尘肺病可以根治吗

尘肺病是以肺组织纤维化病变为主的疾病，目前均认为不可能根治，尘肺是"可防而不可治"。

3. 尘肺病有哪些治疗方法

提倡早期综合治疗，主要包括：对症治疗、抗纤维化药物治疗、中药、肺灌洗、肺康复以及肺移植等治疗。

4. 对尘肺病人要长期抗炎吗

抗炎是尘肺病的基础治疗，由于尘肺病发病的关键环节是肺间质存在持续的炎症状态，故抗炎治疗须长期坚持，此处所指"炎症"乃病理学范畴广义的"炎症反应"，并非狭义的"感染"。

5. 治疗尘肺病常用的药物有哪些

目前常用的药物有汉防己甲素、矽肺宁、克矽平、磷酸哌喹等，可以单独或联合应用。

6. 抗纤维化药物有哪些

目前治疗肺纤维化的获得批准的药物有尼达尼布（nintedanib）和吡非尼酮（pirfenidone，piresupa），临床观察到这些药物对肺纤维化有微弱阻滞作用。

7. 肺灌洗治疗尘肺效果如何

肺灌洗术是目前治疗尘肺病有效可行的方法之一，通过灌洗液及药物注入，反复冲洗，将肺泡腔内积聚的有害粉尘、吞尘巨噬细胞及释放出的刺激纤维增生因子、炎性刺激因子等清除体外，起到改善症状，延缓晋级的作用，提高生活质量。

8. 肺灌洗的方法有哪几种，各有什么优缺点

根据灌洗范围、灌洗量和方法的不同，目前灌洗分为支气管肺泡灌洗术和大容量全肺灌洗术。支气管肺泡灌洗术每次灌洗量为 250～300 毫升，每次灌洗 1 个肺叶、灌洗完 5 个肺叶为 1 个疗程，均通过支气管镜插管和灌洗。虽然其适应证广、局部麻醉、治疗安全，但住院时间长；大容量灌洗每次灌洗量为 5000～10 000 毫升，每次灌洗一侧肺，灌洗完左右两侧肺为 1 个疗程，具有灌洗量多、灌洗范围大、治疗效果佳等优点，但是该灌洗技术需在全麻下进行，存在病例选择严格、风险系数高、医师技术操作复杂、所需医疗设备特殊等因素。

（范春江　李　明）

第二节　尘肺病并发症的治疗

9. 尘肺病患者常合并肺气肿，有什么好的治疗方法吗

大部分尘肺病患者多并发肺气肿，尤其是Ⅲ期尘肺。首先是脱离粉尘和戒烟，长期吸入支气管扩张剂是主要治疗方法。经内科治疗无效的难治性患者，可以考虑采用肺移植术，但是对患者自身条件以及操作技术要求较高，花费较大，并发症较多。慢性阻塞性肺气肿可以急性发作也可以缓慢加重，早期发现早期治疗，不宜拖延而加重病情，导致心力衰竭和呼吸衰竭等严重并发症。平时注意休息，劳逸结合，增强体质，进行肺功能锻炼，预防感冒，控制感染，减少并发症发生。

10. 尘肺病合并肺大疱，如何治疗，应注意些什么

尘肺病人常常合并肺大疱，其对病人的主要影响：一是咳嗽、深呼

吸、剧烈运动等诱因下，肺大疱容易破裂形成气胸，而且气胸会反复发作；二是肺大疱压迫正常组织，而导致呼吸困难。治疗肺大疱的问题上，可以选择手术治疗，将肺大疱结扎或切除，但是，如果病人年龄大、心肺代偿功能差，只能内科保守治疗。这时患者要注意不宜做剧烈运动、剧烈咳嗽以及保持大便通畅，以免肺大疱破裂形成气胸。

11. 尘肺病并发慢性阻塞性肺疾病时应注意些什么

慢性阻塞性肺疾病（chronic obstructive pulmonary disease，COPD）是尘肺患者常见的并发症。COPD是一种以气流受限为特征的呼吸系统多发病，慢性阻塞性肺疾病急性加重期往往存在感染、免疫失衡、气道痉挛、分泌物增多及反应性增高等表现，因此多侧重于抗感染、平喘、祛痰、止咳等治疗，新的COPD治疗方案已将糖皮质激素列入急性加重期的治疗。尘肺病并发阻塞性肺部疾病时除了治疗尘肺病外，还要长期规范的治疗慢性阻塞性肺疾病，COPD临床治疗药物主要包括扩张支气管的β_2受体激动剂、M_3受体阻断剂和抗炎的糖皮质激素、磷酸二酯酶-4（PDE-4）抑制剂及复方制剂。活血化瘀药物可以延缓或改善COPD患者的气道重塑过程，降低气道阻力。

12. 尘肺病并发肺结核的治疗原则是什么

肺结核是尘肺病的常见并发症，尤其尘肺病Ⅲ期并发肺结核概率非常大，肺结核能促使尘肺病病情的进展，同样尘肺病也能使肺结核逐渐恶化。尘肺病并发肺结核患者在治疗尘肺病的同时更应该给予早期、规律、全程、适量、联合抗结核药物治疗，肺结核主要是化学药物治疗，常用的药物有异烟肼、利福平、链霉素、吡嗪酰胺、乙胺丁醇和氨硫脲。尽可能抑制病情发展，防止结核恶化和导致病情加重，提高患者生存期限。尘肺病并发肺结核患者由于肺部纤维化，药物到达治疗部位较普通结核病患者难，所以抗结核治疗疗程应适当延长。

13. 尘肺病患者如何预防肺部感染的发生

尘肺病是一种以弥漫性肺纤维化为主的全身性疾病，使呼吸系统的清除和防御机制受到严重侵害，患者抵抗力明显下降，故尘肺病患者常并发不同的并发症，尤以肺部感染居多，预防肺部感染主要采取综合措施，如积极预防感冒，加强体育锻炼，增加营养等。老年人要远离肺炎关键在于预防，首先要在力所能及的情况下，积极参加体育锻炼，以增强体质，提高耐寒、抗病能力；其次要适当多吃些滋阴润肺的食品，如梨、百合、木耳、萝卜、芝麻等；第三要注意居室卫生，居室要经常保持清洁，空气新鲜，阳光充足，要注意保暖，以防寒邪侵袭，诱发感冒。

14. 尘肺病康复治疗的目的和意义是什么

尘肺病康复治疗是近年来发展起来的一个新领域。它在尘肺病稳定的基础上，通过加强呼吸肌及肢体呼吸辅助肌锻炼，缓解呼吸肌疲劳，是临床治疗的一种延续，它可以有效地减轻呼吸困难，增强机体耐力，减少并发症的发生，提高生活质量。2013 年美国胸科学会对肺康复的定义认为，对尘肺病患者采取以运动疗法为中心的综合康复方案，观察到尘肺病患者的肌肉耐力、营养状况指标均有明显提高，明显减轻呼吸困难及焦虑症状，并发呼吸道感染的次数减少，取得了明显的临床康复效果。超短波可通过温热效应使肺部血液循环改善，免疫系统功能加强，有利于对呼吸系统病原菌的控制，从而达到抵制细菌扩散和加速炎性物质渗出吸收、降低肺部纤维化的目的。肺康复治疗对尘肺病患者的病情控制，并发症的减少或延缓，降低医药费用等均有着重要意义。

（缪荣明　严于兰）

第三节　尘肺病的康复医疗

15. 什么叫肺康复

　　1997年，美国胸科医生学院（ACCP）和美国心血管肺康复协会（ACCVP）发表了肺康复的循证医学指南（简称旧指南），并于2007年对该指南进行了更新（简称新指南）。我们从中可以看到，10年来的研究结果进一步证明肺康复对于慢性呼吸系统疾病患者有效。

　　肺康复的定义及分级：新指南采用2006年ATS／ERS的定义：肺康复是对有症状、日常生活能力下降的慢性呼吸系统疾病患者采取的多学科综合干预措施。在患者个体化治疗中加入综合性肺康复方案，通过稳定或逆转疾病的全身表现而减轻症状，优化功能状态，增加患者依从性，减少医疗费用。

16. 肺康复的主要目标是什么

　　（1）缓解或控制呼吸疾病的急性症状及并发症。

　　（2）消除疾病遗留的功能障碍和心理影响，开展积极的呼吸和运动锻炼，挖掘呼吸功能潜力。

　　（3）教育患者如何争取日常生活中的最大活动量，并提高其运动和活动耐力，增加日常生活自理能力，减少住院风险。

17. 肺康复的适应证是什么

　　（1）肺康复适应证

　　①慢性呼吸系统疾病：慢性阻塞性肺病（慢阻肺COPD）、间质性肺病、支气管扩张、支气管哮喘、肺癌（任何阶段）、肺减容术（术前术后）、肺移植（术前术后）、肺动脉高压、囊性肺间质纤维化。

　　②继发性呼吸功能障碍：神经 - 肌肉疾病、肌病、心功能不全、精神心理异常。

肺康复强调呼吸残疾和呼吸障碍，因此只要病人存在呼吸困难、运动耐力减退和活动受限就是肺康复的适应证。

18. 肺康复的禁忌证是什么

慢性肺疾病急性加重、近期心肌梗死、不稳定心绞痛、进展期关节炎关节活动受限、合并其他器官功能衰竭（轻度可以参加）、痴呆、高度视力障碍、听力障碍、糖尿病酮症、静息时血氧饱和度 <90%。

19. 肺康复治疗前的评价有哪些

全面评价患者情况，包括全面的病史、体格检查、胸部 X 线检查、肺功能测定、心电图，必要时作动脉血气分析、痰液检查、血茶碱浓度测定、血电解质和血常规检查。呼吸系统以外的其他伴随疾病，如心脏病、高血压、胃肠道疾病、肾脏疾病等。影响肺康复效果的其他因素还有年龄、智力、职业、受教育水平等。

良好的家庭支持和帮助、个人参加肺康复的愿望强烈者康复医疗的效果较好。

20. 如何确定肺康复目标

制定目标时应充分考虑疾病范围、病损程度，患者的性格、体能、生活方式及环境条件。任何方案的近期目标都应是控制症状（如呼吸困难等），巩固急性发作期的疗效，防止病情反复，解除严重的心理压力。然后再致力于呼吸和运动训练，增加体力和耐力，改善日常生活的能力并争取恢复工作。

21. 肺康复方案有哪些

为实现确定的目标，需进一步制定康复的步骤和方法，详细的康复内容和计划，还应有康复的详尽时间表，一般每期肺康复可安排 8 周，每周 3 天。肺康复方案通常包括以下内容：

（1）一般的康复措施：对患者及其家庭进行教育；适当的营养，包括饮食习惯的调整，控制体重；帮助戒烟，避免刺激性有害气体的吸入；避免感染（如预防感冒，应用免疫治疗，进行预防疫苗注射等）；水、电解质正常摄取和维持。

（2）药物治疗：支气管舒张剂、黏液溶解剂、抗生素、利尿剂、精神或镇静药物、伴发其他疾病的药物治疗。

（3）呼吸治疗：气溶胶吸入疗法、氧气疗法、家庭通气或无创性通气。

（4）物理疗法：休养疗法、呼吸管理、胸部叩击和体位引流、有效咳嗽训练和咳痰、缩唇呼吸。

（5）运动和体疗：游泳、散步、骑自行车、呼吸操等以增加运动的体力和耐力。

（6）日常生活能力的训练：日常生活动作的训练，挖掘潜能，增加独立生活能力。

（7）精神和心理的康复。

（8）工作能力的锻炼和职业康复。

22. 呼吸锻炼的目的是什么

（1）恢复膈肌至较正常的位置和功能。

（2）控制呼吸频率和呼吸方式以减少气体陷闭。

（3）减少呼吸功，增加呼吸肌的工作效率。

（4）减轻患者呼吸困难和焦虑。

23. 什么是呼吸训练

呼吸训练是尘肺病患者整体肺功能康复方案中的一个重要组成部分，通过各种控制性呼吸技术来纠正患者的异常呼吸模式，以获得最有效的呼吸方式，从而改善通气，增加咳嗽效率，改善呼吸肌的肌力、耐力及协调性，保持或改善胸廓活动度，建立有效呼吸模式，促进放松，教育患者处理呼吸急促，增强患者整体呼吸功能。尘肺病人常用的呼吸训练方法有放松练习、腹式呼吸、缩唇呼吸、呼吸肌训练、局部呼吸训练及呼吸操等。

24. 呼吸训练方法有哪些

（1）放松练习：气短、气急常使患者精神和颈背部肌肉紧张，从而导致耗氧量增加。采用放松练习可以减少呼吸肌耗氧量，减轻呼吸困难症状。首先采取放松体位，常用方法有前倾依靠位、椅后依靠位、前倾站位。

1）前倾依靠位：患者坐于桌前或床前，桌上或床上置两床叠好的被子或四个枕头，患者两臂置于棉被或枕头下以固定肩带并放松肩带肌群，头靠于被上或枕上放松颈肌。前倾位还可降低腹肌张力，使腹肌在吸气时容易隆起，有助于腹式呼吸模式的建立，见图 6-3-1 前倾依靠位。

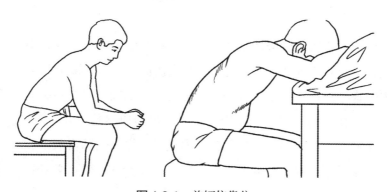

图 6-3-1　前倾依靠位

2）椅后依靠位：患者坐在柔软舒适的有扶手的椅子或沙发上，头稍后靠于椅或沙发背上，完全放松 5～15 分钟。

3）前倾站位：自由站立，两手置于身后十字交叉并向下拉以固定肩带，同时身体向前倾放松腹肌，或两手支撑于体前桌上，身体前倾站立，此体位不仅起到放松肩部和腹部肌群的作用。而且有利于训练腹式呼吸，见图 6-3-2 前倾站位。

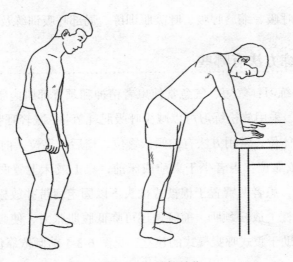

图 6-3-2　前倾站位

（2）腹式呼吸：呼吸困难是晚期尘肺病最常见的症状，是由于肺组织纤维化，有效呼吸面积减少，通气／血流比例失调引起缺氧所致。腹式呼吸又称膈式呼吸，主要是通过增大横膈的活动范围，以提高肺的伸缩性来增加通气。横膈活动每增加 1 厘米，可增加肺通气量 250～300 毫升，深而慢的呼吸模式可增加潮气量和肺泡通气量，提高动脉血氧饱和度。膈肌较薄，收缩时氧耗量相对较少，有效减少了辅助呼吸肌不必要的使用，因而此时采用膈肌呼吸可以提高呼吸效率，缓解呼吸困难。

1）要领：肩背放松，吸鼓呼瘪，吸时经鼻，呼时经口，深吸细呼。

2）方法：见图 6-3-3 腹式呼吸。

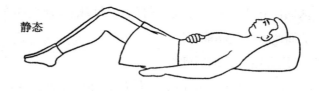

静态

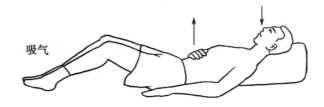

吸气

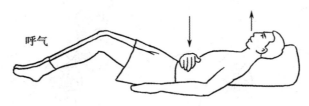

呼气

图 6-3-3 腹式呼吸

让患者处于舒适放松体位，可取卧位、坐位或活动下（步行、上下楼梯）练习腹式呼吸。一手放置于前肋骨下方的腹直肌上，体会腹部的运动，吸气时手上升，呼气时手下降。指导患者用鼻缓慢深吸气的同时，尽力挺腹，使其鼓起。然后让患者有控制地呼气，将空气缓慢经口呼出体外。每次 15～20 分钟，每日 2 次。患者熟练掌握后可同时配合缩唇呼吸。

3）注意事项：开始锻炼时，指导者先作示范，然后给予具体的辅导和纠正。同时可配合缩唇呼气法，每天进行锻炼，时间由短到长，逐渐习惯于平稳而缓慢的腹式呼吸。

（3）缩唇呼吸：缩唇呼吸是一种自我控制的呼气末端正压呼吸方式，通过呼气时缩紧嘴唇的方式增加呼气阻力，延长气体呼出的时间，提高气道内压力，从而防止支气管和小支气管的过早塌陷，使气体充分排出，减少残气量，从而改善通气功能。

1）要领：用鼻吸气，缩唇呼气。

2）方法：①让患者处于舒适放松体位。②指导患者缓慢地用鼻深吸气后，再将嘴唇缩起呈吹口哨状轻柔呼出气体。尽量将气呼出以延长呼气时间，同时口腔压力增加，传至末梢气道，避免小气道过早关闭，改善肺泡有效通气量，见图6-3-4。

3）吸气和呼气时间比为1：2，尽量深吸慢呼，见图6-3-5。

4）每分钟7～8次，每次10～20分钟，每天训练2次。

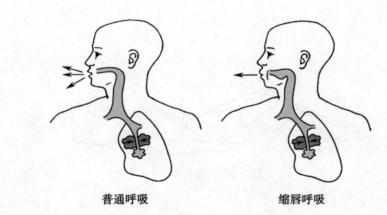

普通呼吸　　　　　　　　　缩唇呼吸

图6-3-4　缩唇呼气法

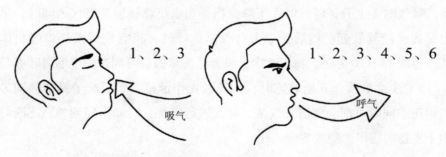

1、2、3　　　　　　　　　1、2、3、4、5、6

吸气　　　　　　　　　　呼气

图6-3-5　缩唇呼气法

（4）膈肌起搏/电刺激呼吸（electrophrenic respiration）：使用低频通电装置，非刺激电极放在胸壁，刺激电极放在胸锁乳突肌外侧，锁骨上2～3厘米的部位，用通电时间短的刺激，确定产生强力吸气后脉冲波进行治疗。适用于经过呼吸锻炼后，膈肌运动仍不十分满意者或由于粘连限制了膈肌活动时。由于电极靠近臂丛神经，操作时必须小心。开始时每日6～15次，逐渐增加到每日100次左右。

（5）呼吸肌训练

1）膈肌阻力训练：患者取仰卧位，治疗师在患者上腹部放置1～2千克沙包作为阻力，令患者做腹式呼吸，深吸气时尽量保持上胸廓不动，避免代偿。通过逐渐延长呼吸时间、增加阻力大小来调整难度。

2）吸气阻力训练：采用口径可以调节的呼气管，在患者可以接受的前提下，将吸气阻力增大，吸气阻力每周逐步递增 −4～−2 厘米水柱。初始练习时间为每次 3～5 分钟，每天 3～5 次，以后可增加至每次 20～30 分钟，以增加吸气肌耐力，见图 6-3-6。

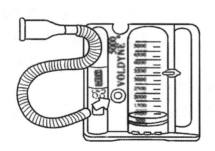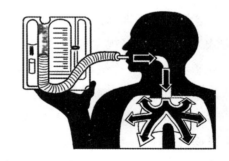

图 6-3-6　吸气肌阻力训练

3）呼气阻力训练

①吹蜡烛法：将点燃的蜡烛放在口前10厘米处，吸气后用力吹蜡烛，使蜡烛火焰飘动。每次训练3～5分钟，休息数分钟再反复训练。每1～2天将蜡烛与口的距离加大，直到距离增加到80～90厘米。

②吹瓶法：用两个有刻度的玻璃瓶，瓶的容积为2000毫升，各装入

1000 毫升水。将两个瓶用胶管或玻璃管连接，在其中一个瓶中插入吹气用的胶管或玻璃管，另一个瓶插入一根排气管，见图 6-3-7。

训练时用吹气管吹气，使另一个瓶的液面升高 30 厘米左右，休息片刻后反复进行。以液面升高的程度作为呼气阻力的标志。可以逐渐增加训练的呼气阻力，直到达到满意的程度为止。

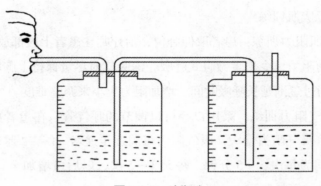

图 6-3-7　吹瓶法

③诱发呼吸训练：诱发呼吸训练是一种强调持续最大吸气的阻力训练方式，可提供患者视觉和听觉反馈。方法：a. 让患者处于放松舒适体位。b. 让患者做 3～4 次缓慢、轻松的呼吸，之后做最大呼气。c. 将呼吸器放入患者口中，经由吹嘴做最大吸气并且持续数秒。

④其他呼吸锻炼方法：各种传统的民间锻炼方法，如太极拳、气功、保健操等。还有功能性活动，例如行走、上下楼和体能训练，例如快走、慢跑等。

（6）局部呼吸训练：指在胸部局部加压的呼吸方法。治疗师或患者把手放于需加强部位，在吸气时施加压力，或患者使用毛巾施加压力，见图 6-3-8 局部呼吸训练，用于增加胸部局部的呼吸能力。

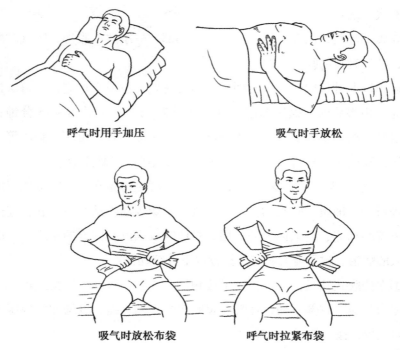

呼气时用手加压　　　　　　　　吸气时手放松

吸气时放松布袋　　　　　　　　呼气时拉紧布袋

图 6-3-8　局部呼吸训练

（7）呼吸操：呼吸操是一种腹式呼吸与缩唇呼吸联合应用的全身参与运动的呼吸康复训练方式。呼吸操根据姿势可分为卧位呼吸操、坐位呼吸操及立位呼吸操。呼吸操没有固定的步骤顺序，需根据病人的个体差异、病情制定合适的呼吸训练计划。

1）卧位呼吸操：适用于年老体弱不便持久站立者，步骤如下：

①仰卧，手平放于身侧，两手握拳，肘关节屈伸 5～10 次，平静深呼吸 5～10 次。

②两臂交替向前上方伸出，自然呼吸 5～10 次，两腿交替膝关节屈伸 5～10 次。

③两腿屈膝、双臂上举外展并深吸气，两臂放回体侧时呼气，做 5～10 次。

④缩唇呼吸，先用鼻深吸气，呼气时嘴唇呈吹口哨状用力呼气，做

5～10次。

⑤腹部呼吸，两腿屈膝，一手放在胸部，一手放在腹部，吸气时腹部隆起，呼气时腹部收缩，做5～10次。

运用以上卧位锻炼一段时间后，也可选取坐位或立位进行。每次按顺序做完，由慢到快，循序渐进，每日可做2～3次，每次8～15分钟；身体要自然放松，不要屏气、换气过度，以免造成头昏、眼花、胸闷等。注意呼气比吸气时间长约1倍，可指导患者每次呼吸时默念数字。

2）立位呼吸操（全身性呼吸操）：立位呼吸操是在腹式呼吸练习的基础上进行的，即腹式呼吸和扩胸、弯腰、下蹲等动作结合在一起，起到进一步改善肺功能、增强体力的作用。立位呼吸操没有固定的模式，一般按照病人的病情、耐受能力制定。推荐以下分解动作：

①立位腹式呼吸：立位，一手放胸前，一手放腹部，作腹式呼吸。吸气时尽力挺腹，胸部不动，呼气时腹肌缓慢主动收缩，以增加腹内压力，使膈肌上提，按节律进行呼吸。

②头部运动：双脚自然分开，身体直立，双手叉腰，眼看前方，抬头吸气，低头呼气；眼看前方，头向左转吸气，复位呼气，头向右转吸气，复位呼气；眼看前方。

③伸展运动：立位，两臂向身旁放下，身体稍向前倾呼气，两臂逐渐上举吸气，复位呼气。

④肩关节运动：双手五指交叉放于脑后，两肘内收，吸气，两肘外展，呼气。

⑤肘关节运动：立位，双脚自然分开，双臂向两侧展开，弯肘触肩时吸气，展肘时呼气。

⑥扩胸运动：立位，双脚自然分开，双手握拳，弯肘平举于胸前，外展时吸气，复位时呼气。

⑦转身运动：双手叉腰，双脚自然分开，向右转身时吸气，复位时呼气，向左转身时吸气，复位时呼气。

⑧侧身运动：右手叉腰，双脚自然分开，左手举高，用鼻吸气，弯腰

到右边，让左腰部肌肉有微微绷紧感，缩唇呼气，挺直腰背立正，吸气，反复4～8次后换左手叉腰，右手举高。

⑨髋关节运动：立位，双手叉腰，双脚自然分开，俯身向前弯腰，呼气，复位吸气。

⑩腿部运动：立位，双手叉腰，双腿交替外展4～8次，外展时吸气，复位时呼气。

⑪抬腿运动：立位，双手叉腰，双腿交替向前抬高4～8次，抬高时吸气，复位时呼气。

⑫抱膝呼吸：立位，一腿向腹部弯曲，以双手捆抱曲腿，以膝压腹时呼气，还原时吸气。

⑬下蹲呼吸：立位，两足并拢，身体前倾下蹲，双手抱膝呼气，还原时吸气。

根据患者病情及耐受能力，选择以上6～8个动作，每个动作反复进行10～15次，完成一套动作时间在20～30分钟为宜。

3）呼吸操的相关注意事项：

①确保安全：开始训练时，要密切观察病人的面色、神态及生命体征，如有不适，不宜强行训练，锻炼量以病人自觉稍累而无呼吸困难，心律较安静时增加少于20次/分，呼吸增加少于5次/分为宜。如训练中出现气促、发绀、大汗淋漓、哮喘加重，须马上终止训练，并做好相应处理。

②耐心宣教：尘肺病人由于病程长，体质差，长期坚持呼吸功能锻炼有一定困难，因此，要求指导者有高度责任心，认真讲解训练方法、目的、作用机制及注意事项，做好耐心细致的健康宣教，帮助病人树立信心。

③持之以恒：呼吸肌训练要坚持长久，短时间的训练不会有明显成效，要指导病人坚持锻炼，尤其要做好病人出院教育，帮助病人制定持久的训练计划，坚持电话或其他形式的联系，定期随访，确保长期效果。

25. 什么是氧气疗法

是指通过给病人吸氧，使血氧下降得到改善，属吸入治疗范畴。此疗法可提高动脉氧分压，改善因血氧下降造成的组织缺氧，使脑、心、肾等重要脏器功能得以维持；也可减轻缺氧时心率、呼吸加快所增加的心、肺工作负担。对呼吸系统疾病因动脉血氧分压下降引起的缺氧疗效较好，对循环功能不良或贫血引起者只能部分改善缺氧状况。

26. 长期氧疗的目标是什么

（1）纠正低氧血症。

（2）降低肺动脉压和延缓肺心病进展。

（3）延长生存时间。

（4）提高生活质量。

27. 长期氧疗的指征是什么

理论上，凡存在动脉低氧血症，便是氧疗指征。但最好根据血气分析结果决定是否实施氧疗及如何实施，其中 PaO_2 测定尤为重要，同时参考 $PaCO_2$ 来确定缺氧的类型与严重程度。

低氧血症可分为两类，第一类为单纯低氧血症，其 PaO_2 低于正常 $PaCO_2$ 尚正常，包括所有通气功能正常或有轻度抑制的病人。这类病人可给予无控制性氧疗，因即使给予较高浓度的氧亦无 CO_2 潴留的危险，而任何较高浓度的氧都能维持满意的血氧分压，但应注意长时间吸入较高浓度氧的危险。氧疗后 PaO_2 的理想水平是 60 ~ 80 毫米汞柱，第二类病人为低氧血症伴高碳酸血症，其 PaO_2 低于正常，$PaCO_2$ 高于正常，包括所有通气功能异常，主要依赖低氧作为兴奋呼吸中枢的病人（如 COPD 阻塞性肺气肿、慢性肺心病）。这类病人的氧疗指标相对严格，在 $PaO_2<50$ 毫米汞柱时才开始氧疗，必须结合病人的通气功能实施控制性氧疗，以避免因解除低氧性呼吸驱动而抑制呼吸中枢的危险。如病人合并心肌梗死、循环衰竭或大脑缺氧等，必须保持病人动脉的良好氧合。在给予高浓度氧吸入时，使用机械通气治疗以降低 $PaCO_2$。

28. 氧疗的方法有哪些

（1）根据给氧浓度分类：可分为低浓度给 O_2（<35%）、中浓度给 O_2（35%~60%）和高浓度给 O_2（>60%），以及高压氧疗法等。

1）低浓度氧疗法：又称控制性氧疗法，适用于缺 O_2 伴有 CO_2 潴留（Ⅱ型呼吸衰竭）的患者。此时呼吸中枢对 CO_2 的敏感性降低，主要依赖缺 O_2 刺激颈动脉窦与主动脉体的化学感受器，反射性地兴奋呼吸中枢以增加通气。如 PaO_2 迅速升高，消除了这种缺 O_2 刺激，必将抑制自主呼吸，$PaCO_2$ 进一步升高，甚至发生呼吸麻痹。在实施控制性氧疗时应强调：①注重同时改善通气功能；②对缺 O_2 伴有 CO_2 潴留的患者需持续给氧，否则将导致更加严重的低氧血症。

2）中浓度氧疗法：适用于心功能不全、休克等对吸入氧浓度没有十分严格限制的患者。由于高浓度给氧易发生严重的副作用或毒性反应，故常采用中等浓度氧疗。

3）高浓度氧疗法：适用于弥散功能障碍，VA/Q 失调、分流、严重心脏疾病等有严重缺氧但不伴有 CO_2 潴留的患者。对于限制性通气功能障碍、重症肌无力、大量胸水等，也可用吸高浓度氧来缓解严重的低氧血症以改善缺氧。

4）高压氧疗法：在高气压环境下吸入纯氧或高浓度氧，呼吸气体中氧的分压超过一个大气压，并对多种疾病能够产生疗效的氧称为高压氧，利用吸入高压氧治疗疾病的方法称为高压氧疗法（HBOT）。中华医学会高压氧医学分会 2004 年推荐的 14 种禁忌证，包括未经处理的气胸、纵隔气肿、肺大疱、活动性内出血及出血性疾病、结核性空洞形成并咯血这 6 种绝对禁忌证以及重症上呼吸道感染、重度肺气肿、支气管扩张等 10 种相对禁忌证，对尘肺病人选择高压氧治疗时应根据病人病情谨慎选择。

5）其他氧疗法：有长期连续氧疗法、间断给氧、活动锻炼时氧疗法等。

（2）根据给氧装置分类：临床上氧疗的方法多种多样，有各种不同的给氧装置，可以根据病情不同来选择。

1）鼻导管或鼻塞给氧：鼻导管常用较柔软的橡胶管，插入深度应达软颚水平，相当于耳垂至鼻翼的距离，是临床上最常用的方法，适用于低浓度给氧，尤其是呼吸规则的患者。它具有简单、廉价、方便、舒适等特点，多数患者易接受。其吸氧浓度（FiO_2）与吸入氧流量大致成如下关系：$FiO_2=21+4\times$ 吸入氧流量（升/分），实际上 FiO_2 还受潮气量和呼吸频率的影响，患者通气量越大，FiO_2 越低。应用鼻导管的缺点是除了 FiO_2 不恒定，受患者呼吸的影响外，还有导管易于堵塞，对局部有刺激性。

2）口罩：该装置为口罩上附有一呼吸袋，应用时将口罩系紧，并保持呼吸袋中有适当的氧使袋充盈（约 3 升/分的氧）。呼吸袋两侧有两个圆形的橡胶海绵体，呼吸时 CO_2 经此逸出。口罩法的优点是能以少量的氧得到高浓度的氧吸入。

3）面罩：主要有普通面罩、文丘里（Venturi）面罩、Eclinburgh 面罩、MC 面罩和部分重呼吸面罩。其中普通面罩、文丘里（Venturi）面罩较常用。

普通面罩：一般用塑料或橡胶制成，面罩需紧贴口鼻周围，一侧注入氧气，呼气则从面罩的两侧逸出，耗氧量较大（氧流量 5～6 升/分），吸入氧浓度较高（FiO_2 可达 40%～50%），能提供较好的湿化，适用于缺氧严重而无 CO_2 潴留的患者，有二氧化碳潴留的患者不宜用这种面罩，或在严密监护下谨慎应用。

文丘里（Venturi）面罩：是一种能控制氧浓度的面罩。其原理是利用氧流入时的射流产生负压，将空气经从侧孔吸入。面罩上带有调节装置，调节空气进量，控制 FiO_2 在 25%～50% 范围内，面罩内氧浓度较稳定，耗氧量较少，不需湿化，基本上无重复呼吸。适用于需严格控制的持续性低浓度氧疗。

附储袋的面罩：在简单面罩上装配一个乳胶或橡胶制的储气袋，以便为没有气管插管或气管切开的患者输送高浓度的氧。如果面罩和储袋间没有单向活瓣称为部分重复呼吸面罩。如果设有单向活瓣，即为无重复呼吸面罩。这种面罩比简单面罩的耗氧量小，能以较低流量氧来提供高的 FiO_2。

氧帐：为用塑料制成的圆形帐篷，帐顶连接一氧喷嘴，通过控制进入的空气量，以调节帐内的氧浓度。将患者的头部或全身置于含有高浓度氧的帐篷内，以提高吸入气的氧浓度。其优点为舒适，对 O_2 的流入、CO_2 的排除及帐内的温度和湿度能很好控制。缺点是氧耗量大、成本高、价格昂贵。一般适用于新生儿、大面积烧伤及无明显二氧化碳潴留的不合作的重症患者。但因耗氧量大，现已少用。

经气管给氧：经气管插管或气管切开造口，管内射流给氧，也是临床常用的给氧方法，其氧疗效果好，有利于呼吸道分泌物排除、保持呼吸道通畅。主要适用于肺部感染严重、呼吸道分泌物多、昏迷或意识障碍等不能主动排痰或随时可能发生误吸的患者。

呼吸机给氧：机械通气给氧是最有效的氧疗途径和方法，它借助机械作用和不同的物理原理，能最大限度地提高吸入氧浓度，纠正许多特殊类型的缺氧。机械通气常用的有：高频射流通气给氧、间歇正压给氧、持续呼吸道正压给氧和呼气末正压通气给氧等方法。

近年来，无创正压通气成为 COPD 患者急慢性呼吸衰竭的重要治疗手段，并且被越来越多地应用于尘肺患者的康复治疗。无创机械通气的定义是指整个机械通气过程无创，而并非机械本身。临床常用的无创机械通气是 BiPAP 通气——bilevel positive airway pressure（双水平气道内正压通气），实际上是压力支持通气（PSV）+呼气末正压（PEEP）或是吸气相气道正压（IPAP）+呼气相气道正压（EPAP），每次潮式呼吸情况下根据设定参数的呼吸机给予患者吸气相和呼气相不同的水平的气道正压，以确保有效的吸气支持和维持呼气相肺的有效氧合。BiPAP 相对传统呼吸机有着显著的优势。

29. 什么是气道分泌物廓清技术（气道卫生疗法）

应用气道分泌物廓清技术的目的是为了清除过多的或潴留于气道的分泌物，从而减少气流阻力，改善肺的气体交换，降低支气管感染的发生率。此外，也用于预防或治疗因黏液堵塞气道引起的肺不张。常用技术包括体位引流，胸部叩拍、振动，有效咳嗽训练和用力呼气等。气道分泌物廓清技术常用于患有各种肺疾病的住院患者，以减少并发症，以及用于慢性气道阻塞、气道黏液分泌物过多的非卧床患者，如支气管扩张、慢性支气管炎和囊性纤维化患者。

（1）体位引流（postural drainage，PD）：体位引流是依重力作用促使各肺叶或肺段气道分泌物的引流排出。适用于各种支气管 - 肺疾患伴有大量痰液者。

原则：将病变部位放在高位，使引流支气管开口向下，利用重力使液体向低处流。

方法：每 0.5～1 小时翻身一次；引流体位下摆放 10～20 分钟，每日 1～2 次，清晨 / 入睡前为佳。

适应证：①身体虚弱、高度疲劳、麻痹、术后并发症；② COPD 出现呼吸道感染、肺脓肿；③分泌物长期不能被清除。

禁忌证：①近期严重咯血、高血压；②严重心脑血管问题；③肺水肿、气胸；④胃液反流；⑤贫血等出血性疾病。

（2）胸部叩拍、振动：在体位引流时，经常应用叩拍、振动和摇动等技术来松解分泌物在气道壁上的黏附。

叩拍法：手掌微屈、机械叩拍器，由下而上，每次 15 分钟，每日 2～3 次，见图 6-3-9。

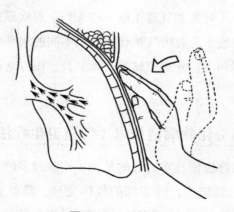

图 6-3-9　叩拍法

（3）震动法：用手紧按胸壁产生震动，使患侧部位支气管壁上的分泌物向较大支气管移动。宜呼气时进行，忌吸气时进行。

30. 如何落实有效咳嗽训练

（1）患者处于放松舒适姿势，坐位或身体前倾，颈部稍微屈曲。

（2）患者掌握膈肌呼吸，强调深呼吸。

（3）治疗师示范咳嗽及腹肌收缩。

（4）患者双手置于腹部且在呼气时做 3 次哈气以感觉腹肌的收缩。

（5）患者练习发"k"的声音以感觉声带绷紧、声门关闭及腹肌收缩。

当患者将这些动作结合时，指导患者做深但放松的吸气，接着做急剧的双重咳嗽。单独呼气时的第 2 个咳嗽比较有效，见图 6-3-10。

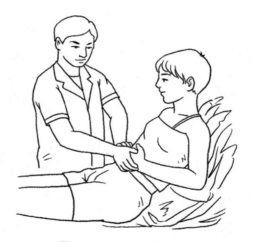

图 6-3-10　有效咳嗽训练

31. 如何进行营养的评价和调理

尘肺病患者一般给予低脂、复合碳水化合物饮食，应避免过多的液体量，食欲未恢复前可少食多餐，食欲很差的患者应补充营养。就餐时吸氧有助于低氧血症患者吃得舒适。肥胖患者应设法减轻体重以减少呼吸功。患者的血钾、镁、磷水平应维持正常，以保证肌肉的强度和耐力。

32. 社会心理的评价和调整

　　焦虑和压抑是尘肺病患者常见的心理障碍，有些患者伴有各种神经精神症状，如失眠、多梦、记忆力减退、识别不能、谵妄等等，这也许与低氧血症导致脑缺氧有关。处理办法应该是，树立与疾病斗争的勇气，增强和疾病作斗争的信心，支持力所能及的各种社会活动和正常的交往。并动员家属、朋友一起来做工作。除以上心理治疗外，也可考虑遵医嘱给予必要的神经精神药物。

（刘　璐　朱德香）

第七章

尘肺病的护理

第一节　尘肺病人的心理护理

1.　尘肺病人容易出现哪些心理问题

　　由于尘肺病患者具有复杂的社会性，涉及众多的权利责任关系，故与普通疾病患者相比，其心理特点有一定的特殊性，会产生更多、更严重的心理健康问题。一些研究调查显示，尘肺病患者心理健康状况普遍较差，容易出现严重的焦虑、抑郁及补偿心理等心理障碍。

2.　为什么容易出现焦虑、恐惧情绪

　　由于尘肺病呈进行性发展，接尘工人即使脱离工作岗位很长时间，粉尘对身体危害依然存在，仍可发生或发展为尘肺，尘肺病患者患病时间为数年至数十年，因而对治疗信心不足，产生恐惧感。比如尘肺病人看到同期住院的病人，或者以前的工友由Ⅰ期可逐渐发展为Ⅲ期，出现多种并发症及合并症，病人会有末日来临的恐惧感，临床上主要表现为易于激怒、难于相处、心神不宁、坐立不安等。在这种巨大的心理压力下，甚至对未来生活完全丧失信心。由于尘肺病治疗周期长、花费巨大，不少患者担心单位因经济或其他原因不能保证其治疗，焦虑情绪会更为突出。尘肺病患

者多为农民工，他们没有社会保障和收入来源，甚至因无法证明与用人单位存在劳动关系，而无法获得工伤赔偿，多数患者因缺乏经济能力而无法接受治疗，躯体和精神都倍受煎熬和折磨。

3. 为什么容易出现悲观、抑郁情绪

尘肺病缺乏特效的治疗方法，病程长，并发症多，预后差，患者通过一段时期的治疗，病情无明显好转，患者觉得治愈无望，认为得了不治之症而产生悲观、失望心理。尤其是病情较重的患者，整日卧床，与外界接触时间少，感觉到自己是多余的人，是家庭的包袱，单位的负担，容易对生活失去信心，甚至表现出厌世的言语或行为，情绪极不稳定，对治疗丧失信心，产生抑郁情绪。

4. 为什么容易出现敏感、极端情绪

常年带病的尘肺病患者，特别是重症患者，终日生活在死亡阴影之中，对未来完全缺乏信心，患者内心极为敏感、脆弱。在很多患者看来，他人的死亡就是自己未来的写照和归宿，给自己带来巨大冲击，悲叹不已。尘肺病患者的内心是灰色的。敏感、心理失衡、极端和对生活的绝望是尘肺病患者的普遍心理。

5. 为什么会出现愤懑、自责情绪

如晚期尘肺病患者因呼吸困难、胸闷，往往彻夜难眠；病人不能平卧，只能蜷缩着身体，在极度痛苦中走向生命的终点，所以病人身心倍受痛苦；生命处于十分脆弱的状态，看着自己无能力工作，病情日益加重，病人终日哀叹。在缺乏公平赔偿、单位关心、社会关注的情况下，患者会认为自己是社会不公的受害者，内心充满愤懑、不平乃至绝望。同时，多数尘肺病患者都是壮年劳动力，是家庭的顶梁柱，患病之后不仅不能劳动挣钱养家，反而成为家庭的沉重负担，内心充满自责。

6. 尘肺病人可以采取哪些心理干预

针对尘肺病患者的心理问题，可以根据患者的具体情况采用合理的心理干预措施，其中支持性心理干预、教育性心理干预及个性化心理干预最为常用。

（1）支持性心理干预：合理的心理、社会支持有助于缓解患者的焦虑、恐惧、抑郁问题。针对尘肺病患者的心理特点，在心理干预实施过程中首先要使患者产生信任感、安全感，从工作、家庭、生活等方面进行交谈，耐心倾听患者的诉说，解答问题。使其尽可能地倾诉内心痛苦，将其真正的内心感受表达出来。根据患者诉说的内容，分析消极情绪的产生原因，有针对性地给予心理支持。

1）悲观、抑郁的支持性心理干预：对于这些患者应多关心、尊重、同情，尽量满足其合理需求，给他们介绍疗效显著的病例，使其树立战胜疾病的信心。积极与患者进行沟通交流，了解患者在患病之后的身体不适和内心感受。与患者沟通时应和蔼真诚、体贴关心患者，取得患者的信任和配合，形成良好的互动。对心情压抑不愿意交谈的患者不可勉强，可在适当时机和患者由一般性的问题开始交谈，多接触，生活上给予照顾，使患者的精神得到安慰，逐步改善心理状态。还可与家属进行沟通交流，细心观察患者的心理变化，了解不良情绪的根本原因，有针对性地给予心理疏导。根据患者的兴趣爱好，进行强度适宜的运动，比如看书、打太极拳、慢跑等，增强体质和免疫力。与工会等社会团体联合组织文体活动，让尘肺病患者感受到社会对他们的关心，使尘肺病患者感受到生活的多姿多彩，以积极乐观的态度面对治疗，在功能康复的同时实现心理康复。

2）焦虑的支持性心理干预：了解患者焦虑的原因，针对这类患者给予交友 - 放松 - 鼓励方法。护士要主动和患者交朋友，热情亲切的交流，并详细介绍住院周围环境及同室病友，多用赞扬的语言鼓舞和安慰患者，运用暗示、说服、示范、诱导等方法，让患者学会放松转移自己的注意力，消除抑郁等负性情绪。还可采用宣泄与疏导解释相结合的方法，鼓励患者尽情发泄、诉说。当患者心情稍平静时，给予心理疏导，良好语言暗示等。在空气质量好的情况下鼓励患者漫步行走、打太极拳等以放松心情，分散注意力，消除因紧张、焦虑造成的心理压力，使其身心得到充分的休息和恢复。

3）恐惧的支持性心理干预：部分尘肺病晚期患者，出现其他系统损害等并发症，症状危及生命，使得患者产生恐惧心理。对于这类患者需要采取各种支持措施，解除患者的痛苦，减轻恐惧心理，并保持患者的尊严。重视患者的微小愿望，尽可能满足患者的心理、生理、社会需要，这是对患者最好的心理支持。当病情迅速恶化及各种治疗失效时，患者会出现愤怒和绝望的情绪反应，甚至有轻生意图，护理人员要用热情的态度、和善的语言、良好的服务，给患者以安慰和疏导，防止发生意外，做好患者心理护理的同时还要做好患者家属及亲友的安抚工作。

4）抱怨不满、自卑的支持性心理干预：对于这一类型患者，一方面应积极地做患者单位领导工作，为患者积极的争取更多的经济援助，使患者能够安心治疗。另一方面多与患者交流沟通，帮助患者走出怨恨的心理，以积极平和的心态去接受治疗。对自卑型患者，采用尊重、解释、耐心讲解有关尘肺病知识的方法，使他们感到被重视，树立自信心，消除自卑自责心理。

5）赔偿心态的支持性心理干预：采用疏导，理解，同情的态度，各方面给予细心、耐心、热心的帮助，尊重患者的权利，满足其需要，积极与单位联系协商，解决患者实际困难。多做患者单位领导工作，使他们多关心患者，并按政策给予诊断、治疗及补贴，使患者安心治疗。

6）紧张、不安的支持性心理干预：进行心理护理时，抽出专人，通过集体交流或分别谈心，必要时请主治医师与护士一道给患者分析病情，对病情给以科学的解释，用通俗易懂的语言向患者详细介绍尘肺病的发病原因、发病机制、诊断治疗和护理中的注意事项，让患者对自己的疾病有全面的、正确的认识，尘肺病虽然不能彻底治愈，但只要坚持长期规律用药，疾病可以得到很好的控制。指导患者饮食结构搭配合理，营养均衡，每天进行适度的功能锻炼，增强机体抵抗力。

7）协助尘肺病人寻求更多的社会和家庭支持，鼓励配偶、子女应在给患者提供物质上支持的同时，予患者情感上的沟通，使患者获得丰富的情感支持。用人单位，应主动购买工伤医疗保险，按照《中华人民共和国职业病防治法》的规定，员工在入职前、在岗期间、离职后行相应的职业健康检查，以达到职业病早发现、早治疗的目的，给予员工更多的关怀和物质支持。医院尽可能为患者配置专门的康复休闲场地和设备，协助组建形式多样的团体活动，丰富尘肺病人的精神文化生活，减少无助感和孤独感。

（2）教育性心理干预：尘肺病患者不良心理问题的产生很大程度上是源于对疾病及其预后的认知偏差，且容易产生绝对化、灾难化的非理性思维。因此，干预人员应充分了解患者的心理状态和对躯体疾病的认知，以循序渐进、反复施教、耐心、理解和接纳的态度回应患者的感受，鼓励和引导患者寻找问题的症结，共同探讨解决问题的方法，从而赢得患者最大的信赖和配合。通过治疗和心理干预措施能解决的应尽量满足，以减轻患者的心理问题，提高心理护理效果。

1）开设尘肺病相关知识的职业健康教育培训：定期组织尘肺病患者开展教育培训，培训内容包括尘肺病的病因、发病机制、防护措施、尘肺病的临床表现、诊断程序、治疗手段、治疗时间、治疗费用和预后等；尘肺病患者的生活习惯、饮食护理；尘肺病常见的并发症以及并发症的急救护理措施等相关知识。护理人员不仅需要通过言行、神态去改变患者心理状态与行为，还要加强教育培训，提高患者及其家属对于疾病的相关认识，给患者讲解有利因素，增强患者战胜疾病、恢复健康的信心，从而更积极主动的配合临床治疗与护理工作。

2）一般卫生宣传教育：尘肺病患者普遍缺乏相关的疾病知识，在平时的治疗护理中，随时向患者提供有关健康知识的信息，并进行健康教育。根据患者需要，对患者进行入院指导，用药指导，检查前后指导，康复指导和出院指导等。护理人员可以通过组织患者观看电视、录像，幻灯片，召开讲座等形式对患者进行尘肺病相关卫生知识的讲解学习。向患者进行卫生宣传教育，指导患者自我护理和保健。

3）开设心理咨询室：通过心理咨询，解除尘肺病患者不良的心理状态，使他们懂得不良情绪与疾病的关系。为全面掌握患者心理状态，要定期与患者进行沟通，耐心地倾听患者倾诉，分析患者心理情况并把其不良情绪有效调整。保证患者积极、主动配合治疗，对于心理症状突出的患者，应有针对性地进行心理护理，可采用心理治疗方法如支持疗法，暗示疗法，松弛疗法等，每月定期或者不定期的召开患者或者其家属的座谈会，耐心倾听患者及其家属的意见与建议，分析患者及其家属的心理状态，采取有针对性的护理措施。

（3）团体心理干预：团体心理干预多采用小组活动讨论形式，指导患者学习日常生活的良好行为习惯，帮助患者宣泄不良情绪，体验积极的情绪情感；引导患者用积极的心态看待过去，珍惜当下，最终提高患者的生命质量。

1）讲解尘肺的发生、发展过程，使他们消除恐慌和焦虑的心理，积极配合治疗；宣讲日常的护理方法，如：营养知识，有效促进吐痰的拍打方式，锻炼肺功能的方法等。

2）引导患者正确看待生活事件，建立科学合理的应对方式。包容过去，珍惜现在。进行积极重构，认识不可控因素；用乐观的眼光重新认识现实生活。

3）鼓励成员体会关爱、寻找生活中来自他人和自己的支持；学会赞美和感恩，体会由此带来的积极体验，引导成员用积极、感恩的态度看待生活。

4）解释不良行为和情绪累积的严重后果；指导成员学会放松，以正确的方式及时疏导、宣泄不良情绪。

5）引导成员认识消极调控情绪的危害，学习新的认知；通过自我体验，学习如何掌控焦虑、愤怒、抑郁等负面情绪，纠正负面行为习惯。管理好自己的愤怒情绪；探讨分析生气的循环过程，引导尘肺患者认识到抱怨、愤怒是徒劳无益的。

6）回顾人生，审视过去，感受生活的意义；引导尘肺病患者重新认识自己，发现自己的优点，悦纳自己。

（4）个性化心理干预：尘肺病患者的心理特点既有相同之处，也存在一定的差异，尤其是不同病情程度的尘肺病患者心理特点均不相同。因此，在心理干预实施过程中应特别注重个性化心理干预。个性化心理干预的目标，是针对患者心理特性，解决个性化的心理问题，针对患者不同的心理特点，制订合理科学的心理干预计划。鼓励患者抒发自己的想法，与其探讨所关心的问题，评估心理问题严重程度及其主要原因，客观地记录心理干预的情况。此后在日常的接触中加以观察，并予以相应的交流和帮助。

1）不同疾病时期的心理干预：针对危重尘肺病患者长期卧床，活动范围十分有限，心理压力大，应充分调动家庭和社会支持力度，多与患者的家人、亲友沟通，使其多关心、爱护、支持患者，评估患者心理问题严重程度及其主要原因，客观地记录心理干预的具体情况。对于较轻尘肺病患者，在病情允许的情况下，让他们多参加活动，多与病友交谈，鼓励患者抒发自己的想法，使他们尽快适应医院环境，尽快进入角色，增强战胜疾病的信心。尘肺病患者的护理选择年龄长、性格稳重的护士担任，对患者语言要温和，在为患者处置和治疗时，要表现有充分信心。通过护士的一言一行给患者精神上的支持，与患者交谈时要口径一致，避免增加患者不必要的心理负担。

2）不同年龄尘肺病患者的心理干预：老年患者由于年老体弱，合并症多，机体抵抗力差，治疗效果一般不如青年明显。针对老年尘肺病患者的特点，护理人员应掌握患者的心理变化和情绪变化，及时发现不利于患者身心健康的不良情绪和心理反应，认真反复开导患者，让患者了解病情、面对现实、振作精神、积极配合治疗，对心境不佳、情绪低落的老年慢性病患者，护士要耐心、温和、不厌其烦，认真听取他们的倾诉，多体谅患者，让已转好的患者与之交流，以增强战胜疾病的信心。并告知患者家属多陪伴、关心患者，尽量满足其身心需要，尊重患者，满足患者合理要求，使患者得到心理满足。老年尘肺病合并并发症患者，护理人员要多观察，多巡视，多交流，注意观察生命体征的变化，实行床头交接班制度，发现病情异常及时报告医生。给予松软、易消化、含纤维素较高、营养丰富的多样化食物。协助生活自理能力差的患者搞好个人卫生，鼓励做呼吸锻炼，保持呼吸道通畅，帮助叩背排痰，定时雾化吸入，每天定时开窗通风，保持室内空气清新，保持床单清洁干燥，防止压疮的发生。

对于青中年尘肺病患者，护理人员以亲切的态度让患者一方面认识到正因为自己是家庭的顶梁柱，才更应该面对现实，积极地接受治疗；另一方面让患者意识到医学技术在不断发展，要相信医生会为他选择一种最佳的治疗方案。护士应尽量用简洁易懂的词语向患者讲解疾病知识，包括各类治疗的目的、注意事项、药物的不良反应等。对患者关心的问题进行认真而耐心地解答，满足患者的心理需求。给患者介绍成功的病例，消除不良情绪影响，鼓励患者以积极的态度生活。在医院设立活动室，鼓励患者多参与适度的文娱活动，如下棋、打扑克、看电视、看画报、听音乐等，以调理患者情绪。对于年轻未生育患者，护理人员用科学的态度耐心讲解疾病相关知识，消除其焦虑心理，树立战胜疾病信的心。

3）对特殊心理患者的心理干预：①猜疑敏感、易发火的患者：首先要建立良好的护患关系，主动与他们交朋友，促膝谈心，换位思考，关心体贴患者。加强心理沟通，有目的性、针对性地对其进行答疑解惑，要做好耐心的解释工作，慢慢消除他们的疑虑。其次医护人员要善于运用规范的医务用语，严谨、热情的工作态度，细致、耐心的工作风、规范娴熟的操作技术赢得患者的信赖，最大限度地取得他们的信任，使患者真正视医护人员为亲人，做到有话愿意对护士说，主动配合治疗和护理，并免受那些对医学似懂非懂、道听途说的一些非科学解释的影响。对于易于发火的患者采取忍让宽容的态度，与患者进行语言和肢体语言的交流，用适宜方法使患者发泄负性情绪，帮助患者调动与疾病抗争的积极情绪，让患者感到他人与社会对自己的关心与支持。②偏信药物及抗拒药物的患者：针对这一心理，应以高度的责任感密切注意患者的行为，耐心解释，关心体贴患者，使患者掌握疾病的规律，遵照医嘱服药，坚持治疗。必要时医护人员可亲自帮助患者服药。③否认患病的患者：认为自己没有病，即使病情较严重，也不以为然，丝毫没有心理准备，固执地认为自己能战胜这种疾病，仍吸烟、饮酒过度、娱乐活动无节制，拒绝康复训练。护理人员应主动关心、体贴患者，细心询问，让患者充分表达自己的情感，同时鼓励患者间相互沟通与交流。同时加强对患者各方面的生活指导，减轻不良情绪，以提高治疗效果。

总之，对尘肺病患者实施的心理护理，都不可能是一劳永逸的。对患者实施的心理护理的过程，永远是一个动态的过程，这是因为患者的心理活动总是受到其疾病过程中各种因素影响，而且不一定与其所患疾病的严重程度成正比。因此，心理护理的程序是相对的，心理护理步骤是灵活的，心理护理的过程是循环往复的，心理护理的理论也需要在临床实践中不断地发展和完善。

（周宇燕　章一华　刘　璐）

第二节　尘肺病人的生活护理

7.　尘肺病的生活护理主要包括哪些

尘肺患者日常生活护理包括饮食、排泄、个人卫生、衣着、家居环境、活动与休息等方面。

8.　为什么尘肺患者要戒烟，如何更好地戒烟

因为烟草中的尼古丁，会造成肺功能衰退，尘肺患者本来就有呼吸困难的危害，再吸烟的话，只会让病情加重。同时长期吸烟可以导致慢性支气管炎、肺气肿。如果本人不吸烟，也要避免接触二手烟及烧香等。

对于吸烟者，为了达到戒烟的目的，首先要得到家庭和社会的大力支

持，下定决心，在戒烟前可以告诉尽可能多的亲友，寻求他们的鼓励及支持，让他们适时地进行提醒与鼓励。同时避免饮用咖啡或浓茶，为了减少香烟的诱惑，要将烟灰缸、打火机、烟包弃掉，把家里彻底清洁，降低烟味；列出经常抽烟的地点、朋友，避免去这些地方或者避免与吸烟的朋友接触，或者接触时不抽烟，尽量选择一些无烟的环境。同时尽量避免吃辛辣及刺激性的食物。避免有饥饿、愤怒、寂寞或劳累的情况发生，以免容易引起抽烟的冲动，当有抽烟的冲动时，可做深呼吸、多喝开水、沐浴、散步及运动，以减低吸烟的意欲。需要时可参与认可的医疗机构主办的戒烟讲座及尼古丁补充疗法。

9. 如何使家居环境更适合日常调养，如何减少呼吸道的刺激及感染

保持家居空气流通，注意通风开窗，每天保证通风半小时以上。家居要保持清洁，避免尘埃积聚，有条件者注意定期除螨，避免尘螨繁殖。在家里尽量不要饲养动物，尤其是毛发较长的动物，也避免栽种开花的植物或者有芬香味的植物，保证一定的温度与湿度的恒定，避免一时热一时冷，如果家里过于潮湿，最好用抽湿机保证适当的低湿度环境。由于冬季气温寒冷，持续时间长，是导致上呼吸道感染的主要因素，因此要保持居室的适宜温度，整洁及空气新鲜，对减少上呼吸道感染有积极的预防意义。同时床铺要保持清洁干净，经常更换，最好做到每周更换一次床单、枕套，枕芯要经常曝晒，家里最好不要铺地毯或者使用布艺家居用品，以免容易积聚灰尘。也应注意个人清洁卫生，格外注意气候的变化，增减衣物。

为减少呼吸道的刺激及感染，空气污染的时候避免外出，外出时建议在烟尘多的地方应戴口罩，待的时间不宜过长；避免接触有刺激性的化学品及气体，如乙醇等；避免与有呼吸道感染者接触，必要时接受流感疫苗注射，注意观察有否呼吸道感染的症状，如发热、痰液增多及变浓等，要及时就诊。

10. 尘肺患者的饮食要注意哪些

（1）尘肺患者大多体质差及消瘦，应选用低糖、优质蛋白、高维生素的食品，避免血液中的二氧化碳过高，如鱼类、蛋类，并适当进食动物的肺脏、肾脏等。同时多补充热量，例如饭、面等，以补充消耗。

（2）注意补充高维生素的食品：应增加维生素 A 的摄入量，维生素 A 能维持上皮细胞组织，特别是呼吸道上皮组织的健康，对减轻咳嗽症状等有一定的益处。天然维生素 A 只存在于动物性食品如动物肝脏、蛋类、奶油和鱼肝油中；植物所含的胡萝卜素进入人体，可在肝中转变为维生素 A。此外咸带鱼、鲫鱼、白鲢、鳝鱼、鱿鱼、蛤蜊、奶油、人奶、牛奶等也含较丰富的维生素 A。

此外，还应补充富有抗氧化等作用的维生素 C，主要存在于新鲜的水果和蔬菜里，含量比较丰富的有：新鲜的大枣、柑橘类、橙子、红果、草莓、猕猴桃、酸枣、沙棘、辣椒、番茄、菠菜、菜花、苋菜、苜蓿等，建议多吃新鲜瓜果蔬菜。必要的时候可根据患者的饮食情况给予复合维生素的补充剂。饮食中也要注意有高纤维的食物，可有效地预防便秘。

（3）如无特殊的医嘱限制，应增加喝水量以防止便秘及帮助稀释痰液，在病情允许的情况下，适量饮水（尤其在炎热的夏季），一般每天饮水量在 2500～3000 毫升。适当增加饮水量，可以防止血液浓缩，呼吸道分泌物干结形成痰栓，堵塞气道，影响通气功能。

（4）少食海鲜之类，如海虾、黄鱼、带鱼等，避免进食带有防腐剂及人造色素的化学物，避免进食太热或太冷的食物，以免引起咳嗽及支气管痉挛。还要戒酒，避免过量使用镇静剂或安眠药。饮食宜清淡，不宜过咸，减少食盐的份量，避免高胆固醇及高脂肪的食物，以免加重心脏及肾脏的负荷。避免进食容易产生气体的食物，可有效防止因腹胀而令气喘等症状加重，如萝卜、番薯、洋葱、蒜头、酒类、汽水等以及煎炸、调味重的食物等。

（5）饮食要定时定量，养成良好饮食及少量多餐的习惯。进餐前后应清洁口腔，保持口腔清洁。

（6）推荐的食物：尘肺多表现为痰瘀停滞，下列食物既是名贵的营养滋补佳品，又是扶正强壮的补药，同时又有益气清肠的作用，包括猪血、黑木耳、韭菜、萝卜、蘑菇、山药、藕、银耳等。此外还可选择吃一些海藻、海带、荸荠、薏苡仁等。在痰瘀停滞的同时，如患者有声音沙哑，咽痛，咳嗽有痰等，可选枇杷、百合、藕、萝卜、罗汉果等食物。此外患者需要补虚固本来强身健体，可以吃一些用黄芪炖鸡、桂圆参蜜膏、百合党参炖的猪肺、虫草烧鸭等。由于尘肺患者缺氧易导致胃肠瘀血，脾胃功能虚弱，营养较正常人难吸收，食物要做到色、香、味俱全，这样才能增加患者的食欲，同时应多食些健脾开胃的食物。

11. 尘肺患者如何进行运动，如何进行呼吸训练

尘肺患者应做一些力所能及的劳动，可根据实际情况，做医疗体操，以提高机体的抗病能力，如打太极拳、练气功等。

为增强患者的活动耐力，常用的方法是使用大肌肉群来模仿日常活动的动作，例如散步、举手运动等，因上肢的动作比只用下肢的动作更费力，上肢运动训练可有效缓解患者日常的气喘情况。对于尘肺患者，步行是最简便、安全且最易收效的运动。体质较弱的尘肺病患者开始时可用自己能适应的速度走，每日步行 500～1500 米，然后可适当加快速度，适应后再做快步锻炼，逐渐增加快走的时间和距离。条件不允许时可采用站立的方式，以左右脚交替地原地踏步。一般每天锻炼半小时左右，或隔天锻炼一次，每次锻炼 1 小时以上。

运动时应注意：在运动前 10 分钟先做热身，冷却运动也十分重要，一些松弛的呼吸运动，能使呼吸系统在运动后慢慢地适应过来。避免在空气污染指数高的时间和干燥、寒冷的环境下作户外运动。气温或湿度突然转变时，患者亦应小心观察在运动时的反应。在运动时如有排汗或感觉喉咙干时，应适当地补充水分。运动时如有气喘的现象，应立即停止及时选择一个松弛的姿势作呼吸控制运动。锻炼时因人而异，避免过分劳累。

尘肺患者进行呼吸训练时：取立位、坐位或仰卧位，一手放于前胸，另一手放于腹部，做腹式呼吸，吸气时尽量挺腹，胸部不动，呼气时腹部内陷，尽量将气呼出。

呼吸需按节律进行，吸与呼之比 1：2 或 1：3，用鼻吸气，用口呼气，呼气时口唇收拢，作吹口哨样，胸向前倾，要求深吸缓呼，不要用力。并且每分钟呼吸保持在 7～8 次左右，尘肺病患者每日锻炼 2 次，每次 10～20 分钟。可增加呼吸肌功能，使膈肌活动增加。以腹式呼吸为主，加深呼吸幅度，增加通气量，减少肺内残留气，从而改善通气和换气功能。

注意动用适当的呼吸协调，将呼吸配合日常动作及日常的居家活动，以减低气喘的程度，在平时活动时注意保持呼吸的均匀，以增强耐力。当挺身及做伸展运动时吸气；当身体屈曲及双手做下垂时应慢慢呼气；准备用力前，应吸气，出力时应呼气。逐渐养成呼吸习惯。

12. 如何进行正确的咳嗽训练

对于经常排痰或者排痰困难的患者，咳嗽训练是十分必要及有效的，首先要得到充分的休息后进行。咳嗽训练可以促进痰液的清除以避免小支气管塌陷。首先要放松身体，采用坐位，身体稍向前倾，用双手交叉合抱在上腹部，用鼻深吸气约 3～5 次，再作深呼吸，后深吸气至膈肌完全下降，然后再闭气 2 秒钟。随后用力咳嗽 2 次，第 1 次可将痰液从肺部咳至大气管，第 2 次可将痰液从气管咳出。最后可利用嘴唇呼吸法来慢慢呼吸。以上训练在得到充分的休息后可以重复进行。

13. 如何缓解尘肺患者失眠症状

尘肺患者多伴有睡眠障碍，主要的因素分别为疾病、心理、环境和药物。如果失眠，要帮助找出失眠的原因。

（1）缓解疾病症状：应针对患者的症状如呼吸困难、咳嗽、咳痰、发热等进行对症护理，减少上述症状对睡眠的影响，如呼吸困难给予坐位或半卧位，去除紧身衣服，保持呼吸道通畅，必要时给予支气管解痉剂。对于咳嗽、咳痰患者给予拍背，促进痰液的排出，或遵医嘱给予祛痰剂或雾化吸入。发热患者采取措施降温等。同时提高血氧饱和度，指导患者给予低流量给氧、持续吸氧。

（2）创造安静、舒适、安全的睡眠环境，调整房间的温湿度、光线、音响，减少外界环境的不良刺激；应及时开窗通风，减少各种气味，以净化空气，减少对患者呼吸道的刺激。保持卧具清洁、干燥，棉褥、枕芯厚薄、软硬适度。

（3）保持心情舒畅，因为紧张、恐惧等都会严重影响睡眠。因此睡眠前尽量放松身心。

（4）诱导睡眠的措施，如睡前喝热牛奶或温暖的饮品、热水洗脚、沐浴、颈背部或全身按摩、四肢全身放松、做深呼吸练习、自我催眠等，也可以尝试阅读、听音乐、冥想等方式。必要时给予镇静催眠药物，但须注意防止药物依赖性和抗药性，避免长期连续用药。

14. 尘肺患者如何进行药物管理及正确地服药

首先要注意遵守医嘱进行服药，这样才能确保药物发挥应有的疗效及避免延误治疗，保证用药安全。如果对医嘱有怀疑或对诊疗有疑问时，应先与医生沟通，切勿擅自更改药物的分量及服药的次数。若服用超量有可能毒性增加及产生毒副作用，而药物剂量不足时则使疗效大大降低，可导致病情恶化或并发症的发生。同时服药前应了解药物的基本资料，包括药物的名称、适应证、用药的途径、主要作用、用量、副作用、存放的方式与要求、生产日期及有效期等。

此外不宜自行增加服用非经处方的成药或草药，以免因不同药物的交互作用而产生不良影响。避免不经检查，咳嗽时自服镇咳药，胸痛时服止痛药，因其可能会掩盖病情，反而会加快病情的进展；同时不要随便服用抗生素，容易出现耐药的现象。

在服用的过程中要关注用药的一些特殊事项，如个别药物要求摇均匀，有些药物要求餐前或餐后服用，有些药物的疗程比较长等。最重要的是关注服药后的一些反应，对于服药后出现的不适要保持镇静，动态观察，必要时及时报告医生。

（何满红　刘　璐）

第八章

尘肺病患者的工伤保障

第一节　尘肺病患者的劳动能力鉴定

1.　尘肺病的致残等级如何确定

尘肺病对劳动者劳动能力的影响程度需根据其 X 线诊断尘肺期别、肺功能损伤程度和呼吸困难程度进行鉴定。根据新颁布的《劳动能力鉴定职工工伤与职业病致残等级分级》（GB/T 16180—2006），尘肺致残程度共分为 6 级，由重到轻依次为：

（1）一级：①尘肺Ⅲ期伴肺功能重度损伤及／或重度低氧血症〔PO_2 <5.3 千帕（40 毫米汞柱）〕。②职业性肺癌伴肺功能重度损伤。

（2）二级：①尘肺Ⅲ期伴肺功能中度损伤及（或）中度低氧血症；②尘肺Ⅱ期伴肺功能重度损伤及或重度低氧血症〔PO_2<5.3 千帕（40 毫米汞柱）〕；③尘肺Ⅲ期伴活动性肺结核；④职业性肺癌或胸膜间皮瘤。

（3）三级：①尘肺Ⅲ期；②尘肺Ⅱ期伴肺功能中度损伤及（或）中度低氧血症；③尘肺Ⅱ期合并活动性肺结核。

（4）四级：①尘肺Ⅱ期；②尘肺Ⅰ期伴肺功能中度损伤及（或）中度低氧血症；③尘肺Ⅰ期合并活动性肺结核。

（5）五级：尘肺Ⅰ期伴肺功能轻度损伤及（或）轻度低氧血症。

（6）六级：尘肺Ⅰ期，肺功能正常。

2. 鉴定尘肺伤残由哪个部门鉴定

（1）向当地疾控中心申请职业病鉴定。

（2）向人社局申请工伤认定。

（3）向设区的市级劳动能力鉴定委员会申请劳动能力鉴定。

（4）按鉴定结论主张工伤保险待遇。

法律依据：

《中华人民共和国职业病防治法》

第四十五条 劳动者可以在用人单位所在地、本人户籍所在地或者经常居住地依法承担职业病诊断的医疗卫生机构进行职业病诊断。

《工伤保险条例》

第十七条 职工发生事故伤害或者按照职业病防治法规定被诊断、鉴定为职业病，所在单位应当自事故伤害发生之日或者被诊断、鉴定为职业病之日起30日内，向统筹地区社会保险行政部门提出工伤认定申请。遇有特殊情况，经报社会保险行政部门同意，申请时限可以适当延长。

用人单位未按前款规定提出工伤认定申请的，工伤职工或者其近亲属、工会组织在事故伤害发生之日或者被诊断、鉴定为职业病之日起1年内，可以直接向用人单位所在地统筹地区社会保险行政部门提出工伤认定申请。

按照本条第一款规定应当由省级社会保险行政部门进行工伤认定的事项，根据属地原则由用人单位所在地的设区的市级社会保险行政部门办理。

用人单位未在本条第一款规定的时限内提交工伤认定申请，在此期间发生符合本条例规定的工伤待遇等有关费用由该用人单位负担。

第二十三条 劳动能力鉴定由用人单位、工伤职工或者其近亲属向设区的市级劳动能力鉴定委员会提出申请，并提供工伤认定决定和职工工伤医疗的有关资料。

3. 尘肺病患者如何进行劳动能力鉴定

尘肺病进行工伤鉴定，需要先申请职业病鉴定，确诊为职业病之后再进行工伤认定，工伤认定书拿到之后，才可以申请劳动能力鉴定。

按照《工伤职工劳动能力鉴定管理办法》（以下简称《办法》），工伤患者受伤后，首先要及时申请。职工发生工伤，经治疗伤情相对稳定后存在残疾、影响劳动能力的，或者停工留薪期满，工伤职工或者其用人单位应当及时向设区的市级劳动能力鉴定委员会提出劳动能力鉴定申请。

其次，工伤患者要向劳动能力鉴定部门提供全面准确的材料，包括工伤认定决定书原件和复印件；有效的诊断证明、按照医疗机构病历管理有关规定复印或者复制的检查、检验报告等完整病历材料；工伤职工的居民身份证或者社会保障卡等其他有效身份证明原件和复印件；劳动能力鉴定委员会规定的其他材料。

再其次，工伤患者按时参加现场鉴定。工伤职工应当按照通知的时间、地点参加现场鉴定。工伤职工无正当理由不能不参加现场鉴定，或者拒不参加劳动能力鉴定委员会安排的检查。

4. 为了保证劳动能力鉴定公平公正，《办法》做了哪些具体规定

公平公正是劳动能力鉴定的生命线。为了保证劳动能力鉴定的公平公正，《办法》明确了4条规定。

（1）要求公开相关制度。《办法》第六条规定，劳动能力鉴定相关政策、工作制度和业务流程应当向社会公开。

（2）明确专家选择办法。《办法》第十条规定，劳动能力鉴定委员会应当视伤情程度从医疗卫生专家库中随机抽取3名或者5名与工伤职工伤情相关科别的专家组成专家组进行鉴定。

（3）确定了回避制度。《办法》第二十五条规定，劳动能力鉴定委员会组成人员、劳动能力鉴定工作人员以及参加鉴定的专家与当事人有利害

关系的，应当回避。

（4）对违规机构和人员明确了具体处罚措施。

5. 为了给劳动能力鉴定有一定的困难工伤职工提供方便快捷的服务，《办法》是如何规定的

《办法》明确规定，工作人员要告知申请人补正材料及作出鉴定结论的时限。第九条规定，劳动能力鉴定委员会收到劳动能力鉴定申请后，应当及时审核申请人提交的材料。

申请人提供材料不完整的，应当在 5 个工作日内一次性书面告知申请人需要补正的全部材料。申请人提供材料完整的，劳动能力鉴定委员会应当自收到劳动能力鉴定申请后及时组织鉴定，并在 60 日内作出劳动能力鉴定结论。

伤情复杂、涉及医疗卫生专业较多的，作出劳动能力鉴定结论的期限可以延长 30 日；明确处理特殊情况的办法。

职工因故不能按时参加鉴定的，经劳动能力鉴定委员会同意，可以调整现场鉴定的时间，作出劳动能力鉴定结论的期限相应顺延。

对行动不便的工伤职工，劳动能力鉴定委员会可以组织专家上门进行劳动能力鉴定，明确送达时限。劳动能力鉴定委员会应当自作出鉴定结论之日起 20 日内将劳动能力鉴定结论及时送达职工及其用人单位，并抄送社会保险经办机构。

6. 尘肺病患者的劳动能力鉴定的法定程序

（1）用人单位、工伤职工或者其直系亲属向设区的市级劳动能力鉴定委员会提出申请，并提供工伤认定决定和职工工伤医疗的有关资料。

（2）设区的市级劳动能力鉴定委员从其建立的医疗卫生专家库中随机抽取 3 名或者 5 名相关专家组成专家组，由专家组提出鉴定意见。根据专家组的鉴定意见作出工伤职工劳动能力鉴定结论；必要时，可以委托具备资格的医疗机构协助进行有关的诊断。

（3）设区的市级劳动能力鉴定委员会应当自收到劳动能力鉴定申请之日起 60 日内作出劳动能力鉴定结论，必要时，作出劳动能力鉴定结论的期限可以延长 30 日。劳动能力鉴定结论应当及时送达申请鉴定的单位和尘肺病患者手中。

（4）申请鉴定的单位或者个人对设区的市级劳动能力鉴定委员会作出的鉴定结论不服的，可以在收到该鉴定结论之日起 15 日内向省、自治区、直辖市劳动能力鉴定委员会提出再次鉴定申请。省、自治区、直辖市劳动能力鉴定委员会作出的劳动能力鉴定结论为最终结论。

（5）自劳动能力鉴定结论作出之日起 1 年后，工伤职工或者其直系亲属、所在单位或者经办机构认为伤残情况发生变化的，可以申请劳动能力复查鉴定。

第二节　尘肺病待遇保障机制及程序

7. 尘肺病患者伤残鉴定为一级至四级伤残的，保留劳动关系，退出工作岗位，享受何种待遇

《工伤保险条例》第三十五条规定：职工因工致残被鉴定为一级至四级伤残的，保留劳动关系，退出工作岗位，享受以下待遇：

（1）从工伤保险基金按伤残等级支付一次性伤残补助金，标准为：一级伤残为 27 个月的本人工资，二级伤残为 25 个月的本人工资，三级伤残为 23 个月的本人工资，四级伤残为 21 个月的本人工资。

（2）从工伤保险基金按月支付伤残津贴，标准为：一级伤残为本人工资的 90%，二级伤残为本人工资的 85%，三级伤残为本人工资的 80%，四级伤残为本人工资的 75%。伤残津贴实际金额低于当地最低工资标准的，由工伤保险基金补足差额。

（3）工伤职工达到退休年龄并办理退休手续后，停发伤残津贴，按照国家有关规定享受基本养老保险待遇。基本养老保险待遇低于伤残津贴

的，由工伤保险基金补足差额。

职工因工致残被鉴定为一级至四级伤残的，由用人单位和职工个人以伤残津贴为基数，缴纳基本医疗保险费。

根据《人力资源社会保障部关于工伤保险待遇调整和确定机制的指导意见》（人社部发〔2017〕58号）规定，伤残津贴是对因工致残而退出工作岗位的工伤职工工资收入损失的合理补偿。一级至四级伤残津贴调整以上年度省（区、市）一级至四级工伤职工月人均伤残津贴为基数，综合考虑职工平均工资增长和居民消费价格指数变化情况，侧重职工平均工资增长因素，兼顾工伤保险基金支付能力和相关社会保障待遇调整情况，综合进行调节。伤残津贴调整可以采取定额调整和适当倾斜的办法，对伤残程度高、伤残津贴低于平均水平的工伤职工予以适当倾斜。具体计算公式如下：

$$Z_1 = S \times (G \times a + X \times b) \pm C$$

$$(a+b=1, \ a>b, \ C \geqslant 0)$$

其中：Z_1——一级至四级工伤职工伤残津贴人均调整额。

S——上年度省（区、市）一级至四级工伤职工月人均伤残津贴。

G——上年度省（区、市）职工平均工资增长率。

X——上年度省（区、市）居民消费价格指数。

a——职工平均工资增长率的权重系数。

b——居民消费价格指数的权重系数。

C——省（区、市）工伤保险基金支付能力和相关社会保障待遇调整等因素综合调节额。

当职工平均工资下降时，G=0；当居民消费价格指数为负时，X=0。

8. 尘肺病患者伤残鉴定为五级、六级伤残的，享受何种待遇

《工伤保险条例》第三十六条规定：职工因工致残被鉴定为五级、六级伤残的，享受以下待遇：

（1）从工伤保险基金按伤残等级支付一次性伤残补助金，标准为：五

级伤残为 18 个月的本人工资，六级伤残为 16 个月的本人工资；

（2）保留与用人单位的劳动关系，由用人单位安排适当工作。难以安排工作的，由用人单位按月发给伤残津贴，标准为：五级伤残为本人工资的 70%，六级伤残为本人工资的 60%，并由用人单位按照规定为其缴纳应缴纳的各项社会保险费。伤残津贴实际金额低于当地最低工资标准的，由用人单位补足差额。

经工伤职工本人提出，该职工可以与用人单位解除或者终止劳动关系，由工伤保险基金支付一次性工伤医疗补助金，由用人单位支付一次性伤残就业补助金。一次性工伤医疗补助金和一次性伤残就业补助金的具体标准由省、自治区、直辖市人民政府规定。

9. 尘肺病患者需要暂停工作接受工伤医疗的，在停工留薪期内享受何种待遇

《工伤保险条例》第三十三条规定：职工因工作遭受事故伤害或者患职业病需要暂停工作接受工伤医疗的，在停工留薪期内，原工资福利待遇不变，由所在单位按月支付。

停工留薪期一般不超过 12 个月。伤情严重或者情况特殊，经设区的市级劳动能力鉴定委员会确认，可以适当延长，但延长不得超过 12 个月。工伤职工评定伤残等级后，停发原待遇，按照本章的有关规定享受伤残待遇。工伤职工在停工留薪期满后仍需治疗的，继续享受工伤医疗待遇。

生活不能自理的工伤职工在停工留薪期需要护理的，由所在单位负责。

10. 用人单位发生变化时，职业病病人如何维护自己的工伤保障权

根据国家相关法律法规的规定，用人单位必须依法参加工伤保险。职业病病人变动工作岗位，其工伤保险关系也随之转移、接续，其享受职业病待遇的标准不受影响。但是，用人单位发生变化时，如何保障职业病人

依法应当享受的保障待遇，可分为以下几种情况：

（1）用人单位发生分立、合并、解散、破产，其法律主体资格或被注销。针对这些情形，《职业病防治法》规定，用人单位应当按照国家有关规定，妥善安置职业病病人，如继续安排好对职业病病人的诊断、治疗、康复，使职业病病人获得应有的生活保障等。

（2）用人单位已经不存在或无法确认劳动关系的职业病病人。如 1996年工伤保险制度实行前在小型私营企业、个体经济组织等工作而患职业病的劳动者，以及实行工伤保险制度后，在非正规用人单位工作而患职业病的劳动者。由于用人单位没有参加工伤保险，导致其无法享受工伤保险待遇。有的用人单位已经破产、关停，但没有对职业病患者的待遇作出安排；有的虽然用人单位还在，但根本无法确认劳动关系，因而找不到职业危害的责任主体，也无法享受相应的职业病待遇。这些职业病病人，可以向地方人民政府民政部门申请医疗救助和生活等方面的救助。

11. 《中华人民共和国职业病防治法》关于职业病病人医疗救助制度有哪些规定

根据《中华人民共和国职业病防治法》的规定，对于已经参加基本医疗保险、基本养老保险等社会保险的，可以按照有关规定享受医疗、养老保险待遇。

对用人单位已经不存在或者无法确认劳动关系的职业病病人纳入社会救助范畴，这部分职业病病人可以向地方人民政府民政部门申请医疗和生活等方面的救助。目前的社会救助主要包括城市低保制度、农村低保制度（农村五保供养和农村特困救助）、城乡医疗救助制度、临时救济制度、社会互助制度等内容，符合相应条件的职业病病人，可以申请救助。

充分发挥地方人民政府对职业病病人救治的积极性、主动性，因地制宜地解决好这部分职业病病人的医疗保障问题。

12. 工伤保险待遇支付程序

（1）医疗终结期满后（存在残疾、影响劳动能力的应接受劳动能力鉴定），工伤职工单位或个人应及时到市社保局办理工伤保险待遇申领支付手续。

（2）申领工伤保险待遇应提供以下资料：

《工伤保险待遇申报表》《工伤认定决定通知书》复印件、《工伤认定申请表》复印件、《劳动能力鉴定表》复印件、医院疾病诊断证明书复印件、医疗费用发票原件、医疗费用明细清单、门诊病历、出院小结、IC 卡复印件、考勤表复印件、身份证复印件及社保局要求提供的其他资料。

（3）如按时申请、资料齐全，受理窗口将当场受理，并发给《受理回执》；医疗保险科审核完毕后在受理的次月 15 日将核准的工伤保险待遇拨到 IC 卡金融账户，申请人持《受理回执》按约定的时间到医疗保险科领取已核定的《工伤保险待遇报批表》。

注意事项：

①用人单位在事故发生之日或者被诊断、鉴定为职业病之日起 30 日内，未按规定提出书面工伤认定申请，在此期间发生符合《工伤保险条例》规定的工伤保险待遇等有关费用由用人单位负担。

②定期领取伤残津贴的人员或者领取供养亲属抚恤金的供养亲属，应当在每年的 6 月和 12 月提供由用人单位，或者居住地户籍管理部门出具的生存证明，方可继续领取。

13. 尘肺病患者在哪些情况下停止享受工伤保险待遇

《工伤保险条例》第四十二条规定：工伤职工有下列情形之一的，停止享受工伤保险待遇：

（1）丧失享受待遇条件的。

（2）拒不接受劳动能力鉴定的。

（3）拒绝治疗的。

（高　峰）

第九章

尘肺病的健康教育

第一节　粉尘作业人员健康教育方法

1.　什么是健康教育

这里我们说的"健康教育"实际上是指职业人群的健康教育，它作为健康促进的重要实施手段，日益受到重视。健康教育是通过有计划、有组织、有系统的社会和教育活动，促使人们自愿地改变不良的健康行为和影响健康行为的相关因素，消除或减轻影响健康的危险因素，预防疾病，促进健康和提高生活质量。健康教育通常是在基线调查（需求评估）的基础上，采用健康信息传播等干预措施，促使人群或个体自觉采纳有利于健康的行为和生活方式，从而避免或减少暴露于危险因素，帮助达到预防疾病、促进疾病的治疗与康复，提高健康水平的目的。

2.　我们对职业人群的健康教育所想要达到的目的是什么

我们通过政策支持和导向、各种形式的传播媒体教育、个人参与和卫生服务网络的干预实践，希望职业人群：①了解自己及所处的环境，包括生活和作业环境，可能接触的有害因素，以及个人的生物学特征、嗜好、行为和生活方式等；②了解上述个体与环境因素对健康的可能影响及其控制方法；③参与优化生活方式、改善作业环境和作业方式，控制影响健康的危险因素，自觉地实施自我保健和健康促进规划，并创造良好的支持性环境。

3. 我们在健康教育的概念里提到了"健康行为"，那什么是健康行为？如何理解健康行为是健康教育的核心

健康教育的核心是行为的转变。健康行为也是大多数健康教育干预研究的评价指标和项目目标。健康行为指的是朝向健康或被健康结果所强化的行为，客观上有益于个体与群体的健康。

4. 粉尘作业人群的健康行为有哪些

（1）基本健康行为：指日常生活中一系列有益于健康的基本行为，如合理营养、平衡膳食、适当锻炼、积极休息、适量睡眠、科学防护等。

（2）预警行为：指预防事故发生和事故发生后的正确处置行为，如正确佩戴和使用个人防护用品等。

（3）保健行为：即正确、合理地利用医疗卫生与保健服务，以维护自身身心健康的行为，如按要求参加职业健康体检、体检发现异常时及时就诊或咨询、遵从医嘱、配合治疗、积极康复等。

（4）避害行为：避开对健康危害的行为，如避免接触生活、工作环境中的各种有害因素，在粉尘较多的公共场合注意使用口罩等，尽量控制吸烟，注意护肺，养成良好、健康的生活习惯。

5. 常用健康行为改变的理论有哪些

目前国内外健康教育实践中常用的健康相关行为理论可分为三个水平，包括健康信念模式、阶段变化理论、计划行为理论；应用于人际水平的理论主要是社会认知理论；应用于社区和群体水平的理论主要包括社区组织模型、创新扩散理论等。听起来非常抽象的理论名称其实已经体现在我们的实际工作中，比如把健康信念模式应用在个人防护用品使用的健康

教育中，已经广泛地在我们日常的健康教育中使用。

第二节　粉尘作业人群健康教育基本知识

6. 什么是粉尘，生产性粉尘是什么样的

　　粉尘是一种能够在较长时间飘浮于空气中的固体微粒，它可以以气溶胶状态或以烟雾状态存在。人类各种生产活动和生活活动中可产生大量的粉尘，自然界的风化腐蚀随着气体的流动也会产生粉尘。生产性粉尘是一种特指，专指在人类生产活动中产生的能够较长时间飘浮于生产环境中的固体微粒。它是污染生产环境、危害劳动者健康的重要职业危害因素。

7. 粉尘对人体的危害有哪些

　　粉尘化学性质不同，生物作用不同，其对人体产生的危害也不尽相同。

　　（1）刺激作用：吸入的生产性粉尘进入呼吸道刺激呼吸道黏膜，使黏膜毛细血管扩张，长此以往可导致黏膜肥大，继而产生黏膜营养不良，发生萎缩性鼻炎。硬度较大、边缘锐利的粉尘可机械性地损伤黏膜细胞，引起鼻炎、咽炎、喉炎等。部分金属粉尘甚至可引起溃疡和穿孔。粉尘还可以堵塞皮肤的皮脂腺，使皮肤干燥，可能会形成粉刺、毛囊炎等。粉尘还可以刺激角膜，导致角膜感觉迟钝、角膜混浊等改变。

　　（2）非特异性炎症：长期吸入大量粉尘可损伤呼吸道黏膜，粉尘对呼吸道的机械性损伤可引起继发性感染，接尘工人的慢性支气管炎是常见的与职业有关的疾病。如果劳动者吸烟，这种"尘性慢性支气管炎"发病的概率会明显增加。

　　（3）致纤维化作用：尘肺病是长期吸入生产性无机粉尘而致的以肺组织纤维化病变为主的一类全身性疾病的统称。其特点就是肺组织发生弥漫性、进行性纤维化组织增生，引起呼吸功能严重受损。所以，粉尘的致纤维化作用是生产性粉尘对于人体健康危害最常见也是最严重的生物学作

用。在尘肺中，矽肺是纤维化病变最严重、进展最快、危害最大的尘肺病。

（4）致癌作用：石棉粉尘可引起支气管肺癌和间皮瘤，放射性粉尘可致肺癌，金属粉尘镍和铬酸盐等也和肺癌高度相关。有一些报道和研究正在论证矽尘暴露和肺癌的高发有一定关联。而我国的职业病目录中目前并没有将矽尘所致肺癌列入其中。

（5）粉尘沉着症：某些惰性金属粉尘可引起金属粉尘在肺内沉着，目前已经以"金属粉尘肺沉着病"纳入我国的职业病目录中。

8. 粉尘作业场所职业卫生管理要求包括哪些

（1）对不符合国家职业卫生标准和卫生要求的场所应立即采取措施，加强现场作业防护，提出整改方案，积极进行治理。对严重超标且危害又不能及时整改的生产场所，必须停止生产运行，采取补救措施，控制和减少职业危害。

（2）在生产职业危害作业岗位的醒目位置，设置警示标识和中文警示说明，警示说明应当阐明产生职业危害的种类、后果、预防及应急救治措施。

（3）根据粉尘作业工人接触的具体职业危害因素的情况，为职工提供有效的个体职业卫生防护用品。

（4）生产岗位职工从事有毒有害作业时，必须按照规定正确使用防护用品，严禁使用不明性能的物料、试剂和仪器设备，严禁用有毒有害溶剂洗手和冲洗作业场所。

（5）加强对检维修场所的职业卫生管理。对存在严重职业危害的生产装置，在制定检修方案时，应有职业卫生管理人员参与，提出对尘、毒、噪声、射线等的防护措施，确定检修现场应严格设置防护标志，应有相关人员做好现场的职业卫生监护工作。

（6）要加强检维修作业人员的职业卫生防护用品的配备和现场冲洗设施完好情况的检查。

（7）单位应加强对劳动防护用品使用情况的检查监督，凡不按照规定使用劳动防护用品者不得上岗作业。

（8）有毒、有害物质的包装，必须符合安全、卫生的要求，防止泄漏扩散。

9. 粉尘作业工人享有哪些健康保障的权益

（1）知情权：劳动者有了解所在工作场所的粉尘危害和防护措施情况、职业健康体检结果的权利。

（2）接受培训教育权：劳动者有接受职业卫生教育、培训的权利。

（3）获得职业健康保护权：劳动者依法享有职业卫生保护的权利（包括职业健康监护、职业病诊断、治疗、康复、疗养等职业卫生服务的权利；要求用人单位提供生产性粉尘防护设施、个人防护用品和改善工作条件的权利）。从事粉尘作业的劳动者，因按照规定接受职业健康检查所占用的生产、工作时间，应按照正常出勤处理，如职业病防治机构认为需要住院进一步检查时，不论其最后是否诊断为职业病，在此期间可享有职业病待遇。

（4）依法拒绝作业权：劳动者有拒绝在没有卫生防护条件下从事粉尘危害作业的权利和拒绝违章指挥、强令冒险作业的权利。

（5）要求赔偿权：劳动者对因生产性粉尘危害造成的职业性尘肺病有依法要求赔偿的权利。

（6）参与职业卫生民主管理权：劳动者有参与用人单位职业卫生工作的民主管理、民主监督的权利。

（7）请求建议权：劳动者有对生产场所粉尘危害治理提出建议的权利。

（8）检举、控告权：劳动者有对用人单位违反职业病防治法律、法规，侵害劳动者健康权益的行为进行检举和控告的权利。

（9）特殊保障权：未成年人、女劳动者、有职业禁忌证的劳动者享有特殊职业卫生保护的权利。

（10）劳动合同保障权：劳动者有权在劳动合同中要求用人单位保障其劳动安全、防止职业危害和为其办理工伤保险等。用人单位不得以任何形式，与从业人员订立违反劳动合同的其他协议，以免除或减轻其对从业人员因产生事故伤亡和职业病依法应承担的法律责任。

10. 粉尘作业人员应遵循哪些基本卫生防护要求

（1）应学习、掌握和遵守岗位操作规程，了解作业场所存在的粉尘危害因素和可能造成的健康损害。

（2）定期对防尘、消尘设施或材料进行检查，保证其处于良好状态，如果发生异常，及时报告，进行维护。

（3）按照要求坚持并正确佩戴个人防护用品。

（4）参加用人单位安排的职业健康检查。

11. 作业场所粉尘的防控方法有哪些

我国的综合防尘和降尘措施大概可以概括成八字方针："革、水、密、风、护、管、教、查"。下面我们就来说说这八个字：

（1）革：即为工艺改革和技术革新，这是消除粉尘危害的根本途径。

（2）水：即为湿式作业，可降低环境粉尘浓度。

（3）密：将粉尘来源密封。

（4）风：加强通风和抽风措施。

（5）护：个人防护。

（6）管：经常性地维修和管理工作。

（7）教：加强宣传教育。

（8）查：定期检查环境空气中粉尘浓度和接触者的定期体格检查。

在实际工作中，生产性粉尘控制可以从以下几个方面着手：

1）法律措施是保障：新中国成立以来，我国政府陆续颁布了一系列的政策、法令和条例来防止粉尘危害。2002 年 5 月 1 日开始实施《中华人民共和国职业病防治法》，并在 2017 年进行了最新一轮的修订，充分体现了对职业病预防为主的方针，为控制粉尘危害和防治尘肺病的发生提供了明确的法律依据。我国还从卫生标准上制定和完善了生产场所粉尘的最高浓度的规定，明确地确立了防尘工作的根本目标。

2）采取技术措施控制粉尘：①改革工艺过程，革新生产设备：是消除粉尘危害的主要途径，如使用遥控操作、计算机控制、隔室监控等措施避免工人接触粉尘。在可能的情况下，使用石英含量低的原材料替换石英原料，寻找石棉的替代品等。②湿式作业，通风除尘和抽风除尘：除尘和降尘的方法很多，既可使用除尘器，也可采用喷雾洒水，通风和负压吸尘等经济而简单实用的方法，降低作业场所的粉尘浓度，后者在露天开采和地下矿山应用较为普遍。对不能采取湿式作业的场所，可以使用密闭抽风除尘的方法。采用密闭尘源和局部抽风组合，抽出的空气经过除尘处理后排入大气。

3）个人防护措施：个人防护是对技术防尘措施的必要补救，在作业现场防、降尘措施难以使粉尘浓度降至国家卫生标准所要求的水平时，如井下开采的盲端，必须使用个人防护用品。工人防尘防护用品包括：防尘口罩、防尘眼镜、防尘安全帽、防尘衣、防尘鞋等。粉尘接触作业人员还应该注意个人卫生，作业点不吸烟，杜绝将粉尘污染的工作服带回家，经常进行体育锻炼，加强营养，增强个人体质等。

4）卫生保健措施，开展健康监护：落实卫生保健措施包括粉尘作业人员就业前和定期的医学检查。定期的医学检查能及时了解作业人员的身体状况，保护其健康。

12. 粉尘作业人员应该佩戴什么样的口罩

防尘口罩是一些容易患职业病工种的有效防护措施。然而，劳动者在使用防尘口罩时容易出现三个常识性错误，并且选用要注意三点。

防尘口罩的选用要注意三点：第一是口罩要能有效地阻止粉尘进入呼吸道。第二是适合性，就是口罩要和脸型相适应，最大限度地保证空气不会从口罩和面部的缝隙不经过口罩的过滤进入呼吸道，要按使用说明正确佩戴。第三是佩戴舒适，主要是又要能有效阻止粉尘，又要使戴上口罩后呼吸不费力，重量要轻，佩戴卫生，保养方便。

然而，劳动者在使用防尘口罩时容易出现三个常识性错误："纱布口罩可以用来防尘，而且佩戴舒适""无纺布防尘口罩可以清洗后再用，可以节约成本""只要戴了防尘口罩就不会得尘肺"。

防尘口罩属于特种劳动防护用品，国家对其质量有专门的标准要求。纱布口罩对危害人体最大的 5 微米以下的粉尘，阻尘效率只有 10% 左右，结果是花了钱，未能起到防止粉尘危害的作用。粉尘被超细静电纤维布捕捉住后，极不易因清洗而脱离，且水洗亦会被破坏静电的吸尘能力，因此，无纺布口罩是不可以清洗的，用后便需丢弃。防尘口罩都有一定的过滤容积，超过了它的过滤能力，就不能防尘了，而且防尘口罩没有正确佩戴也不能防尘。

13. 总结平时我们遇到的呼吸防护的九大误区

（1）误区一：我感觉不到。

呼吸防护是自我保护行为，行为动机来自于对危险的认知。在没有仪器检测提供客观依据时，我们对周围空气环境的主观认知来自于视觉、嗅觉和味觉。如果没有感觉，往往就认为是安全的。但是感觉器官对外界的感知存在着局限性，过分相信感觉，会使自己身处险境而不知：

粉尘是空气中悬浮的微小颗粒物，没有气味，10 微米以上肉眼可见的粉尘往往能被呼吸系统的自清功能清除，而真正威胁健康的粉尘是看不见的呼吸性粉尘，吸入呼吸性粉尘不会有任何感觉，而它却是导致尘肺病的元凶。

（2）误区二：万能的口罩。

"我们现在用的纱布口罩便宜而且好用，夏天吸汗，冬天保暖，脏了可以洗，用破了拿回家还能洗碗。"而这样"好"的口罩却不具备必要的防尘功能，国家已经禁止使用纱布口罩作为防尘口罩。

（3）误区三：不能洗的口罩怎么会好用。

防尘口罩的滤料是不能水洗的。纱布口罩虽能洗，但它不防呼吸性粉尘，洗不洗都一样。防尘口罩所使用的高效滤料通常为无纺材料，有些还依靠纤维上带有的静电电荷过滤呼吸性粉尘，这样可以做到高效、低阻、佩戴舒适。水洗后滤料的微观结构会受损，出现肉眼看不见的裂缝、孔洞，静电电荷也会大量损失，"再生"后过滤性能严重下降。有些防护用品的经销人员迫于用户要求降低使用成本的压力，在没有充分科学依据的情况下，默许或者声称滤料可以水洗，可如何保证水洗后口罩还具有合格的过滤效率呢？过滤材料越洗阻力越低，感觉到的是呼吸更舒适，而感觉不到的是呼吸防护失效。

（4）误区四：我的身体已经有抵抗力了。

人在感冒后的一段时间内会自动获得免疫力，有人自以为身体也会对有毒物质产生免疫，这是荒谬的。接触有害物后人通常不会很快发病，潜伏期有时很长，如几年、十几年甚至几十年，就像尘肺病，发病往往在接尘几年至十几年后，有些人至死都不知病因所在。

（5）误区五：我干几年就不干了。

合同工往往工作换得勤，一个地方干一两年就走，来的时候好好的，走的时候也感觉不出有什么毛病，但是如果工作中接触了有毒有害物质，慢性中毒或疾病的症状却会在以后的某个时候逐步显现出来。

（6）误区六：买个医生做手术时戴的口罩就行。

手术过程要求无菌，外科手术口罩的功能是防止医生呼气或说话产生的飞沫污染手术创面，它的作用是保护患者。这类口罩一般为平面结构，过滤材料也没有经过专门的过滤效率测试，不能用于呼吸防护。另外，呼吸防护还要针对防护的对象，过滤式口罩不产生氧气，不预防缺氧；防尘口罩不防有害气体，防毒口罩不能防尘，遇到有粉尘和有害气体同时存在的情况，务必选择配防尘加防毒过滤材料的口罩。

（7）误区七：口罩谁不会戴。

多数人都有戴纱布口罩的经验，所以很少人认为戴口罩还有专门的方法，还需要培训。由于纱布口罩是平面的结构，它不可能与人脸的曲面密合，戴好戴坏一个样。有效的防尘口罩都是立体的结构，目的就是要与脸部取得密合，将呼吸区与外界空气隔离。如果留着大胡子戴口罩就不可能取得密合，如果戴上的口罩四处漏风也不会保护呼吸。

（8）误区八：戴口罩的人有病。

日常生活中也有需要呼吸防护的场合，如近年初春时节北方地区有不少沙尘天气，有些人对春天的花粉过敏等等，外出时会有不少人戴口罩，许多人认为他们娇气，或者认为他们有病。这种观点是不正确的。

（9）误区九：我用的是进口的，最好的，很保险。

错误的安全感往往更危险。世界上没有万能的口罩，任何呼吸防护用品都有其适用性，存在局限性，不能提供100%的防护。呼吸防护用品的适用范围指防护对象（粉尘、有害气体种类、缺氧等），还指适用的有害物浓度，这受到防护方式（过滤式还是供气式）、过滤材料容量、面罩种类等因素的影响，最后还应考虑使用的环境（与工作方式及同时使用的其他防护用品或工具的匹配性）和使用者特点（是否戴眼镜、是否留大胡子、脸型等）。如果超出防护用品的适用范围使用，就会存在危险。

（高茜茜　韩　磊）

第十章

工作场所职业危害警示标志

1. 工作场所职业危害主要警示标志有哪些

编号	图形	含义	编号	图形	含义
1		禁止入内	2		禁止停留
3		禁止启动	4		不得靠近
5		不得触摸	6		当心中毒
7		当心腐蚀	8		当心感染

续表

编号	图形	含义	编号	图形	含义
9		当心弧光	10		当心辐射
11		注意防尘	12		注意高温
13		有毒气体	14		噪声有害
15		戴防护镜	16		戴防毒面具
17		戴防尘口罩	18		戴护耳器
19		戴防护手套	20		穿防护鞋
21		穿防护服	22		注意通风
23		急救站	24		救援电话

编号	图形	含义	编号	图形	含义
25	← 🏃	左行紧急出口	26	🏃 →	右行紧急出口
27	🏃 ↑	直行紧急出口			

2. 工作场所职业危害图形标识分哪几类，分别有什么作用

图形标识分为禁止标识、警告标识、指令标识和提示标识。

禁止标识——禁止不安全行为的图形，如"禁止入内"标识。安全色为红色。

警告标识——提醒对周围环境需要注意，以避免可能发生危险的图形，如"当心中毒"标识。安全色为黄色。

指令标识——强制做出某种动作或采用防范措施的图形，如"戴防毒面具"标识。安全色为蓝色。

提示标识——提供相关安全信息的图形，如"救援电话"标识。安全色为绿色。

3. 使用有毒物品作业场所警示标识如何设置

在使用有毒物品作业场所入口或作业场所的显著位置，根据需要，设置"当心中毒"或者"当心有毒气体"警告标识，"戴防毒面具""穿防护服""注意通风"等指令标识和"紧急出口""救援电话"等提示标识。

依据《高毒物品目录》，在使用高毒物品作业岗位醒目位置设置《告知卡》。

在高毒物品作业场所，设置红色警示线。在一般有毒物品作业场所，设置黄色警示线。警示线设在使用有毒作业场所外缘不少于30厘米处。

在高毒物品作业场所应急撤离通道设置紧急出口提示标识。在泄险区启用时，设置"禁止入内""禁止停留"警示标识，并加注必要的警示语句。

可能产生职业危害的设备发生故障时，或者维修、检修存在有毒物品的生产装置时，根据现场实际情况设置"禁止启动"或"禁止入内"警示标识，可加注必要的警示语句。

告知卡示例图：

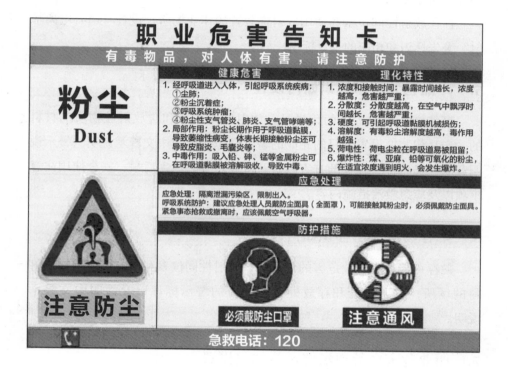

4. 其他职业危害工作场所警示标识如何设置

在产生粉尘的作业场所设置"注意防尘"警告标识和"戴防尘口罩"指令标识。

在可能产生职业性灼伤和腐蚀的作业场所，设置"当心腐蚀"警告标识和"穿防护服""戴防护手套""穿防护鞋"等指令标识。

在产生噪声的作业场所，设置"噪声有害"警告标识和"戴护耳器"指令标识。

在高温作业场所，设置"注意高温"警告标识。

在可引起电光性眼炎的作业场所，设置"当心弧光"警告标识和"戴防护镜"指令标识。

存在生物性职业危害因素的作业场所，设置"当心感染"警告标识和相应的指令标识。

存在放射性同位素和使用放射性装置的作业场所，设置"当心电离辐射"警告标识和相应的指令标识。

5. 产品包装警示标识如何设置

可能产生职业危害的化学品、放射性同位素和含放射性物质的材料的，产品包装要设置醒目的相应的警示标识和简明中文警示说明。警示说明载明产品特性、存在的有害因素、可能产生的危害后果，安全使用注意事项以及应急救治措施内容。

6. 贮存场所警示标识如何设置

贮存可能产生职业危害的化学品、放射性同位素和含有放射性物质材料的场所，在入口处和存放处设置相应的警示标识以及简明中文警示说明。

7. 职业危害事故现场警示线如何设置

在职业危害事故现场，根据实际情况，设置临时警示线，划分出不同功能区。

红色警示线设在紧邻事故危害源周边。将危害源与其他的区域分隔开来，限佩戴相应防护用具的专业人员可以进入此区域。

黄色警示线设在危害区域的周边，其内外分别是危害区和洁净区，此区域内的人员要佩戴适当的防护用具，出入此区域的人员必须进行洗消处理。

绿色警示线设在救援区域的周边，将救援人员与公众隔离开来。患者的抢救治疗、指挥机构设在此区内。

参考文献

1. 孙贵范. 职业卫生与职业医学. 北京：人民卫生出版社，2012.

2. 何凤生. 中华职业医学. 北京：人民卫生出版社，1999.

3. 吴爱军. 通风与除尘技术. 重庆：重庆大学出版社，2015.

4. 缪荣明，丁帮梅，尤德宏，等. 矽肺和肺结核及肺癌患者血清中蛋白酶的变化. 中华劳动卫生职业病杂志，2015，33(8):598-600.

5. 缪荣明，房中华，姚雍铭. 汉防己甲素联合苦参碱注射液治疗矽肺的疗效观察. 中华劳动卫生职业病杂志，2012，30(10):778-780.

6. 缪荣明，赵锐，邵志燕. 小容量肺灌洗治疗矽肺 21 例. 中华劳动卫生职业病杂志，2012，30(12):949-950.

7. Miao R，Ding B，Zhang Y，et al. Proteomic profiling differences in serum from silicosis and chronic bronchitis patients: a comparative analysis. Journal of Thoracic Disease, 2016，8(3):439-450.